FERRET 1975

RECHERCHES

SUR

L'ACTIVITÉ DE LA DIASTOLE VENTRICULAIRE

SUR

SES CAUSES, SON MÉCANISME

ET

SES APPLICATIONS

PHYSIOLOGIQUES ET PATHOLOGIQUES

AVEC PLANCHES

PAR

Le Dr L. GERME,

Ancien professeur à l'École de médecine d'Arras.

PARIS

G. MASSON, Éditeur

LIBRAIRE DE L'ACADÉMIE DE MÉDECINE

120, Boulevard Saint-Germain

1896.

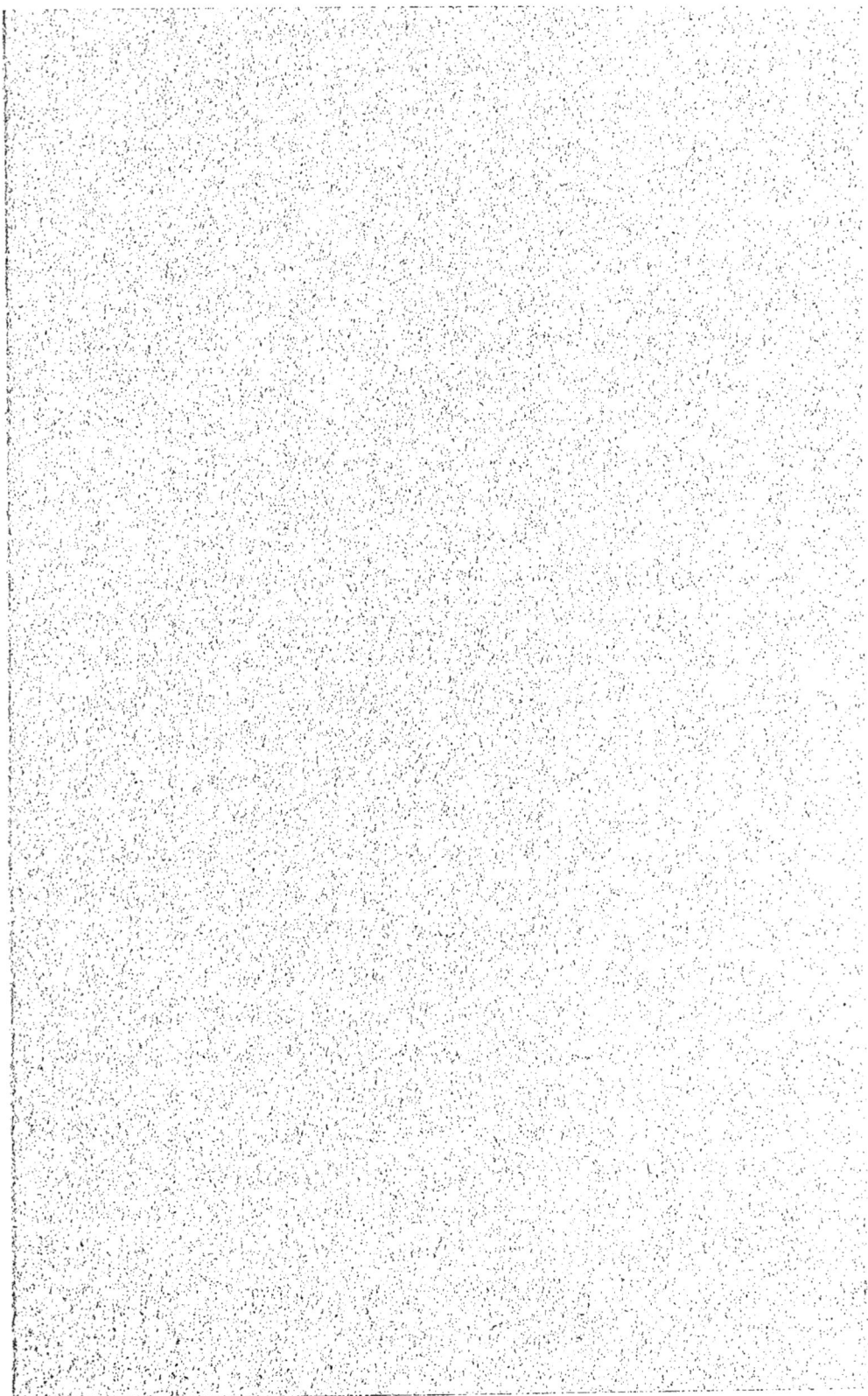

RECHERCHES

sur

L'ACTIVITÉ DE LA DIASTOLE VENTRICULAIRE

sur

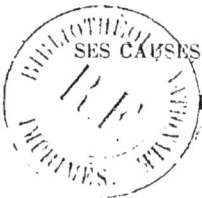

SES CAUSES, SON MÉCANISME ET SES APPLICATIONS

physiologiques et pathologiques

avec planches.

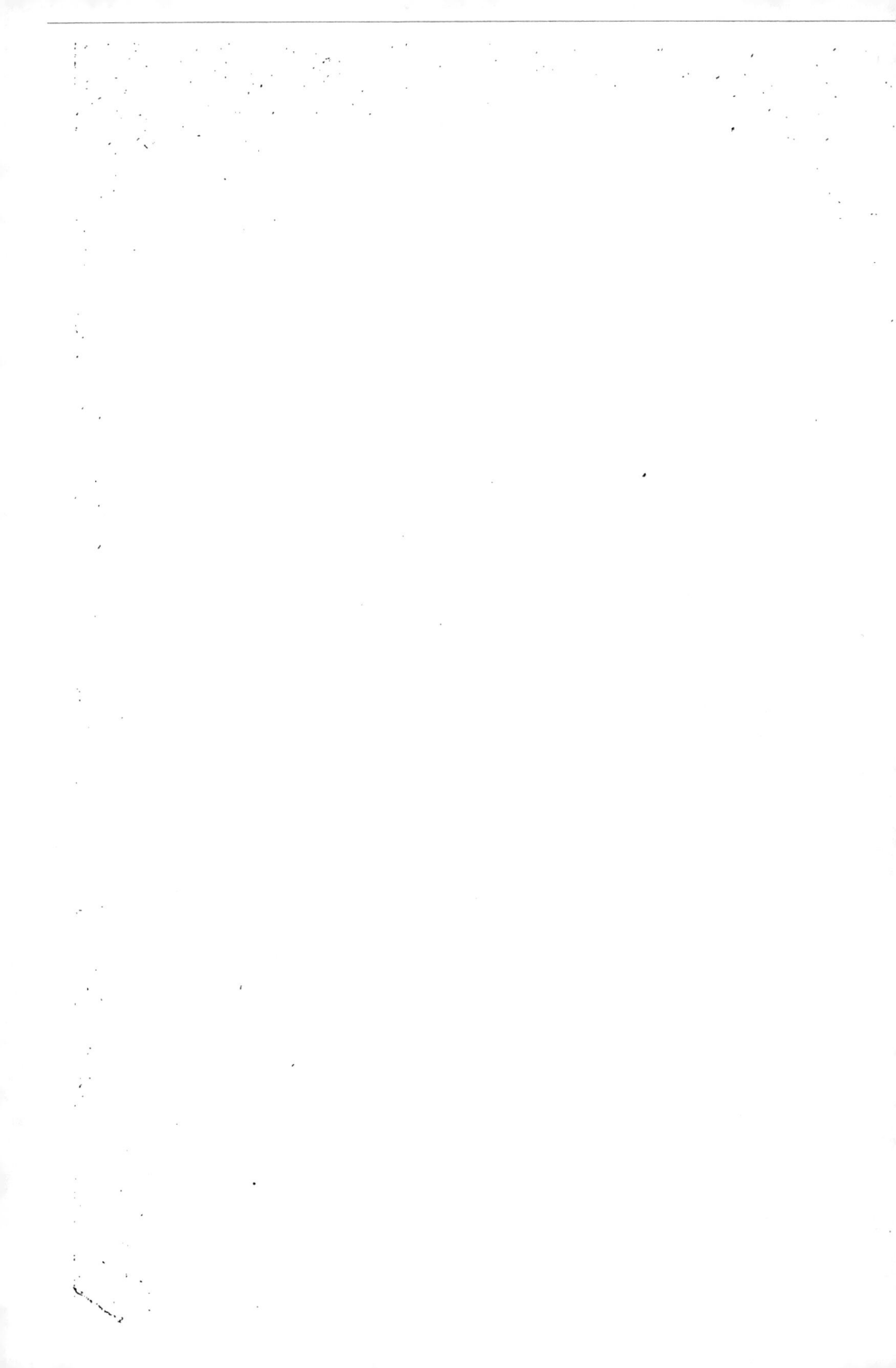

RECHERCHES

SUR

L'ACTIVITÉ DE LA DIASTOLE VENTRICULAIRE

SUR

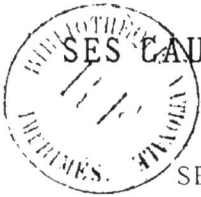

SES CAUSES, SON MÉCANISME

ET

SES APPLICATIONS

PHYSIOLOGIQUES ET PATHOLOGIQUES

AVEC PLANCHES

PAR

Le Dr L. GERME,

Ancien professeur à l'Ecole de médecine d'Arras.

PARIS

G. MASSON, Éditeur

LIBRAIRE DE L'ACADÉMIE DE MÉDECINE

120, Boulevard Saint-Germain

—

1896.

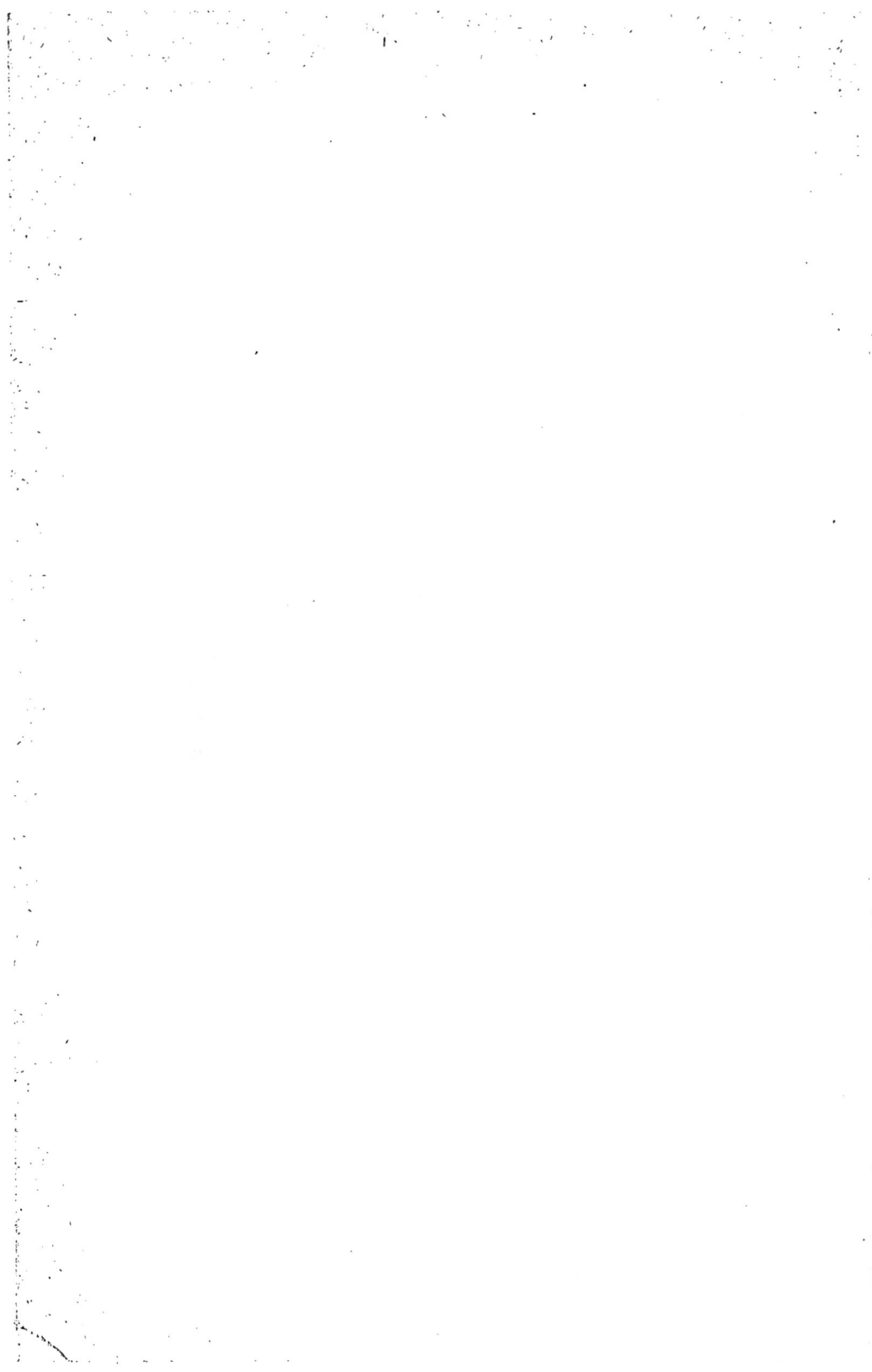

PRÉFACE

———

Je me propose de démontrer dans ce mémoire qu'immédiatement après la systole, le cœur, loin de rester dans un état
passif, exerce, par l'expansion de ses parois, une action
aspiratrice attirant dans chaque ventricule le sang contenu dans
l'oreillette correspondante et les veines qui s'y abouchent.

Cette expansion des parois ventriculaires aspirant le sang
est due, non à des fibres musculaires dilatatrices, mais surtout
à la pression sanguine des vaisseaux du cœur. Aussi, je définis
l'activité de la diastole : *une action aspiratrice exercée sur le
sang par l'expansion des parois ventriculaires provoquée par
la pression des vaisseaux cardiaques*, ou mieux, *diastole par
pression vasculo-cardiaque*.

Ce mémoire est divisé en plusieurs chapitres dont le premier
a pour objet un coup d'œil historique sur ce sujet.

Dans le second j'expose les faits qui m'ont conduit à découvrir
ce mode de diastole et à le démontrer.

Le troisième est consacré à des expériences diverses expliquant les rapports qui existent entre la pression vasculo-cardiaque et la force aspiratrice des ventricules.

Dans le quatrième, la démonstration de l'activité de la diastole ventriculaire par pression vasculo-cardiaque est faite sur l'homme au moyen de la plessimétrie.

Au cinquième j'étudie le mécanisme par lequel la pression vasculo-cardiaque provoque une diastole active des ventricules.

Enfin, dans le sixième j'examine quelles sont les applications physiologiques, et surtout pathologiques, qui découlent de cette nouvelle théorie de la diastole cardiaque.

Arras, Janvier 1896.

L. G.

I.

COUP D'OEIL HISTORIQUE
SUR LA DIASTOLE DES VENTRICULES.

Depuis la découverte de la circulation du sang, nombre de physiologistes ont soutenu que le cœur est actif à la fois dans la systole et la diastole. Ils ont comparé le jeu de cet organe à celui d'une pompe *foulante* et *aspirante*. Quelques-uns ont même soutenu que le cœur n'est actif qu'au moment de la diastole. Il va sans dire qu'une telle assertion ne mérite pas de réfutation.

Il n'en est pas de même de l'opinion de ceux qui ont assimilé le cœur à une pompe *foulante* et *aspirante*. Cette comparaison a quelque chose de séduisant : aussi l'on ne peut faire sans s'y arrêter, bien que l'on ne voie pas quels sont les faits sur lesquels ils se sont basés pour l'établir. Il semble même qu'elle n'a été imaginée que parce que l'on a pensé que le cœur devait ainsi fonctionner.

Quelques-uns, parmi lesquels on est étonné de rencontrer Bichat, ont bien donné comme preuve, pour admettre l'activité de la diastole, l'écartement subit qu'éprouvent les doigts en serrant le cœur d'un animal vivant. Mais, il est évident qu'ils ont mal interprété le fait de l'écartement des doigts, et qu'ils ont attribué à la diastole ce qui n'est dû qu'à la systole. Cette erreur étant surabondamment démontrée, il n'y a pas lieu de s'y arrêter.

La plupart de ceux qui ont soutenu l'activité de la diastole ventriculaire se sont préoccupés d'expliquer le fait sans penser à en démontrer l'existence. Les uns, Cl. Perrault, Hamberger, Brachet, Filhos, Choriol, ont admis dans le cœur la présence de fibres dilatantes dont l'action serait opposée à celle des fibres contractantes ; d'autres, parmi lesquels je citerai Burdach, ont placé la cause de la diastole ventriculaire dans un phénomène d'activité vitale se manifestant dans les fibres musculaires, au moment où elles cessent de se contracter. Il en est qui ont cru trouver dans le simple relâchement musculaire un fait suffisant pour expliquer la diastole. Enfin, Bérard, tout en la considérant comme un phénomène purement passif, reconnaît au cœur une action aspiratrice empruntée à l'élasticité des poumons, qui tendent sans cesse à produire la diduction des deux lames du médiastin, et, par conséquent, l'ampliation du cœur et de son enveloppe.

J'ajoute encore qu'il est des auteurs qui ont comparé la diastole ventriculaire à l'action aspiratrice d'une poire en caoutchouc qu'on cesse de presser. Gohson, Chassaignac, Fink ont soutenu que les ventricules exercent une action aspiratrice due à l'élasticité de leurs parois. Longet (1), qui les cite, partage leur opinion. Alf. Luton (2) incline vers cette manière de voir en écrivant qu'à l'instant même où cesse la systole, les parois du cœur tendent, en vertu de leur élasticité, à reprendre cet état de situation fixe qui est intermédiaire entre la dilatation et le resserrement extrêmes du ventricule. C'est précisément, dit-il, ce qui se passe lorsqu'on serre dans la main et qu'on relâche ensuite une poire de caoutchouc ouverte à l'extérieur et à parois suffisamment épaisses.

Parmi ces diverses explications, il en est qui n'ont aucun fondement. Ainsi, il n'existe dans le cœur aucune fibre musculaire dilatatrice, ou tout au moins personne n'en a jamais montré ; quant à l'action vitale diastolique se manifestant dans les

(1) *Traité de physiologie.* t. ı, p. 792, Paris, 1861.
(2) *Nouveau D*ʳᵉ *de méd. et de ch. pratiques*, t. vıı, p. 710.

fibres cardiaques après leur contraction, c'est une hypothèse vaine de Burdach qui ne répond à rien de réel.

Le simple relâchement de ces fibres ne peut à lui seul constituer une diastole bien active ; il permet au cœur de reprendre, en vertu de l'élasticité de ses parois, le volume et surtout la forme de l'état de repos. Que cette élasticité exerce, comme le pense Luton avec d'autres physiologistes, une action aspiratrice dans les cavités ventriculaires, je ne le nie pas, tout en soutenant, ainsi que je le démontrerai plus bas, que c'est une action faible.

D'ailleurs, lorsque la tension artérielle d'un cœur est nulle ou que sa rigidité cadavérique cesse, ses cavités s'effacent plus ou moins par aplatissement dans le dernier cas, et par retrait des parois dans le premier, à la façon des muscles qui se rétractent dans les fractures avec chevauchement, à moins qu'un obstacle quelconque ne s'oppose à l'écoulement du sang qu'elles ont reçu.

L'action diastolique attribuée par Bérard à l'élasticité des poumons existe certainement à l'égard des cavités cardiaques, comme vis-à-vis de tous les organes creux contenus dans le thorax. Mais, cette cause extrinsèque au cœur agit sur ce viscère, aussi bien pendant ses contractions que dans l'intertervalle. Aussi, tout en la signalant, Bérard n'hésite pas à ne voir dans la diastole qu'un état passif du cœur.

Actuellement, on peut dire que presque tous les physiologistes, sinon tous, se sont rattachés à cette opinion. A l'article *physiologie du cœur* (Dre encycl : des sc : méd : p. 325) Chauveau et Arloing s'expriment ainsi : « Pour la plupart des physiologistes la diastole est entièrement passive ; elle ne consiste pas, à proprement parler, en une dilatation des cavités du cœur, mais simplement dans le retour de ces cavités à leurs dimensions premières quand finit leur contraction. Les choses semblent bien se passer ainsi dans le plus grand nombre des cas. Cependant, il arrive quelquefois que, à la fin de la diastole, le ventricule ou l'oreillette se dilate brusquement. Cette dilata-

tion sera expliquée plus loin (*voy.* ASPIRATION PRÉSYSTOLIQUE).
Ce que nous pouvons dire dès maintenant c'est qu'elle n'est
pas due à une dilatation active diastolique. L'état électrique
du cœur pendant la diastole, la manière dont il se comporte
avec les excitants galvaniques, démontrent que, dans cette
période, le cœur est semblable à un muscle volontaire en repos.
Nous nous prononcerons donc en faveur de la passivité de la
diastole. »

Dans son traité de physiologie (1) Béclard soutient aussi que
la diastole est un état passif du cœur ; et il expose en excel-
lents termes les conditions et les effets que cet état devrait
présenter pour être considéré comme actif.

« C'est à tort, écrit-il, qu'on a comparé le cœur à une pompe à la fois *foulante* et *aspirante*. Il faudrait, pour que le cœur
exerçât sur le sang veineux une action aspiratrice au moment
où il reprend ses dimensions premières, c'est-à-dire, au
moment de la diastole, il faudrait, dis-je, qu'il y eût une tendance au vide dans les cavités du cœur. Cette tendance au vide,
que le sang viendrait remplir en s'y précipitant, ne pourrait
être déterminée que par une force *active* de dilatation. Lorsque
l'air pénètre dans l'intérieur d'un soufflet par aspiration, il ne
le fait qu'en vertu d'une dilatation active ; et l'air ne pénètre
pareillement dans la poitrine, au moment de l'inspiration, qu'en
vertu d'une dilatation *active* des parois thoraciques, déterminée
par les muscles inspirateurs. Dans le cœur, nous ne voyons
rien de semblable. Un muscle creux qui, en se contractant,
diminue sa cavité intérieure ne peut pas en même temps augmenter cette cavité par ses contractions. »

Ce que Béclard exigeait, avec raison pour attribuer au cœur
une activité diastolique, existe. Je vais le montrer en prouvant
par des faits, qu'aussitôt la cessation de la systole, les ventricules exercent une action aspiratrice sur le sang des oreillettes
et sur celui des veines qui s'y abouchent; que cette aspiration est

(1) 5e édition, p. 213, Paris 1886.

due à l'écartement des parois cardiaques de l'axe des ventricules ; et que cette dilatation active est occasionnée par la pression aortique, qui, aussitôt la systole terminée, pousse le sang
dans les vaisseaux du cœur, force les parois ventriculaires
à s'écarter et provoque une tendance au vide dans leurs
cavités.

EXPOSÉ DES FAITS QUI M'ONT CONDUIT A DÉCOUVRIR L'ACTIVITÉ DE LA DIASTOLE DES VENTRICULES

§ I. — *Le premier fait, qui m'a montré l'activité de la diastole cardiaque, est dû au hasard.*

J'ai fait cette découverte, non pas en cherchant à vérifier une hypothèse, mais simplement par hasard. C'était en septembre 1861, alors que je m'occupais d'étudier la structure du cœur. Pour faciliter cette étude j'employais l'hydrotomie, c'est à-dire qu'à l'aorte d'un cœur de bœuf j'avais adapté un robinet, communiquant par un tube de caoutchouc avec un réservoir rempli d'eau, situé 3 à 4 mètres au dessus de la table où reposait le cœur. Un jour, au moment où j'ouvrais le robinet, je ne fus pas peu surpris d'entendre dans le cœur un sifflement aigü indiquant manifestement le passage de l'air à travers un orifice étroit. En fermant le robinet et en l'ouvrant peu après le même bruit cessait et se reproduisait.

Frappé par ce fait j'en cherchai la cause. Je vis qu'après l'ouverture du robinet, les ventricules s'arrondissaient au lieu de rester aplatis ; qu'une portion de l'oreillette gauche que j'avais respectée s'appliquait sur l'orifice auriculo-ventriculaire et présentait une dépression due à la pression atmosphérique ; qu'entre un point du pourtour de cet orifice et une partie du bord de section de l'oreillette, existait une petite fente très-étroite par où l'air pénétrait dans le ventricule en produisant le sifflement que j'avais perçu. De plus, je constatai que la cavité de ce ventricule était considérablement dilatée et restait béante.

Immédiatement je pensai que la pression de l'eau circulant dans les vaisseaux cardiaques est une force qui, obligeant les parois des ventricules à s'éloigner de leur axe, provoque dans leurs cavités une tendance au vide et donne au cœur une forme arrondie.

§ II. — *Vérification de l'hypothèse de la pression vasculo-cardiaque comme cause diastolique des ventricules, par des expériences pratiquées sur des cœurs isolés.*

Dans le but de vérifier complètement cette hypothèse qui l'était déjà en partie, par l'expérience précitée, j'en fis d'autres dans lesquelles je me rapprochai le plus possible des conditions où se trouve le cœur des animaux vivants. Sur un cœur de veau je plaçai dans l'aorte, à 10 ctm de son origine, un robinet sur lequel était adapté un tuyau de caoutchouc communiquant par un tube en T avec un hémodynamomètre, et se rendant dans un bocal contenant du sang de bœuf.

Le bocal fut placé à une hauteur telle qu'à la base de l'aorte le sang subissait une pression de 16 ctm de mercure. Un autre tube en verre ayant un ctm de diamètre intérieur plongeait par l'une de ses extrémités dans un vase contenant de l'eau colorée et reposant sur le sol : l'autre extrémité recourbée fut placée dans le ventricule gauche et l'oreillette liée sur le tube.

Les conditions de l'expérience étant ainsi disposées, je fis arriver le sang dans l'aorte en ouvrant le robinet. Aussitôt je vis l'eau colorée du vase s'élever dans le tube à une hauteur de 7 ctm. Étonné de ce que l'aspiration cardiaque n'était pas plus prononcée et en cherchant la cause, je vis bientôt que la ligature avait été placée sur l'oreillette près du sillon qui la sépare du ventricule et qu'elle s'opposait à la dilatation de ce dernier. Il m'a suffi de la mettre plus haut pour voir l'eau s'élever dans le tube à une hauteur de 30 ctm. Par des pressions, exercées et suspendues alternativement sur le ventricule gauche, je faisais descendre ou monter à volonté l'eau dans le tube de verre.

Cette expérience répétée sur d'autres cœurs me fit toujours constater l'action aspiratrice du ventricule gauche provoquée par la pression du sang dans les vaisseaux cardiaques.

§ III. — *Vérification de la même hypothèse par expérience faite sur le cadavre.*

Pour rendre plus complète la démonstration de cette action aspiratrice, j'imaginai le moyen de la produire sur le cadavre. Voici comment j'ai procédé. En avril 1862, j'enlevai sur un cadavre, dans le voisinage de la colonne vertébrale, une portion des 5e, 6e et 7e côtes droites, de manière à arriver sur la face postérieure de l'oreillette gauche.

Alors, ayant couché le cadavre sur le côté gauche et mis à nu, tout en respectant les plèvres, la veine pulmonaire supérieure droite près de son embouchure dans l'oreillette, je l'ouvris et introduisis jusqu'au niveau de l'orifice auriculo-ventriculaire, un petit tube en verre coudé sur lequel je liai soigneusement la veine. L'extrémité libre de ce tube plongeait dans un vase contenant un liquide coloré.

Le cadavre ayant été placé en demi-supination dorsale, je mis, dans l'une des carotides, un tube de verre communiquant par un tuyau en caoutchouc avec un flacon rempli d'eau, que l'on pouvait élever à volonté au moyen d'une poulie. Après avoir ainsi préparé l'expérience, j'élevai le flacon de manière à soumettre le liquide de la carotide à une pression de 15 ctm de mercure. Bientôt je vis le liquide coloré monter dans le tube en verre, pour pénétrer dans le ventricule gauche ; ce dont il fut facile de m'assurer à l'ouverture du cadavre, et ce qui démontre que ce ventricule exerce, sous l'influence de la pression sanguine dans les vaisseaux de ses parois, une action aspiratrice sur le sang contenu dans l'oreillette gauche et dans les veines pulmonaires.

III

EXPÉRIENCES DÉMONTRANT LES RAPPORTS QUI EXISTENT ENTRE LA PRESSION VASCULO-CARDIAQUE ET LA FORCE ASPIRATRICE DES VENTRICULES.

§ I. — *Première série d'expériences dans lesquelles la systole ventriculaire est remplacée par des pressions rythmées exercées sur la surface du cœur au moyen de la main.*

Si, comme je le soutiens, l'action diasto-aspiratrice des ventricules est due principalement à la pression artérielle, elle doit varier suivant le degré de cette pression et lui être subordonnée. C'est ce que l'expérience démontre.

Pour prouver ce rapport voici comment j'ai procédé dans diverses expériences. Je prends un cœur de bœuf sur lequel j'enlève la partie supérieure de l'oreillette gauche. Je place dans cette cavité une poulie de store en bois ayant 5 ctm de diamètre et reposant par l'une de ses faces sur la base du ventricule gauche. Je lie ensuite fortement, au moyen d'une ficelle ou d'un fil de fer, les parois de l'oreillette contre une profonde rainure creusée sur la circonférence de la poulie préalablement entourée de fil de lin enduit de suif.

Ce *modus faciendi* a pour but, tout en n'empêchant pas la dilatation et le resserrement du ventricule gauche, de s'opposer à ce que la tendance au vide ne soit pas comblée, sous l'influence de la pression atmosphérique, par le refoulement des parois auriculaires dans l'orifice du ventricule, et de comprimer leurs artères coupées. La poulie est percée à son centre d'une

2.

ouverture assez grande pour recevoir un bouchon, lequel est creusé d'un canal qui livre passage à un tube de verre dont l'une des extrémités supporte un bout d'intestin de mouton qui forme soupape. Ce tube est introduit par l'extrémité, munie de la soupape, dans l'orifice auriculo-ventriculaire gauche, à travers l'ouverture de la poulie où il se trouve maintenu par le bouchon. Avec cette disposition les gaz ou les liquides peuvent pénétrer, par la voie auriculo-ventriculaire, dans le ventricule sans pouvoir en sortir par la même voie.

L'extrémité extérieure du tube de verre communique avec un manomètre par la branche horizontale $a\,b$ d'un tube en $^aT_e^b$.

La branche perpendiculaire e est reçue dans un bout de tuyau en caoutchouc à parois molles. Au moyen de ce tuyau, j'intercepte ou je rétablis à volonté la communication du manomètre avec l'air extérieur en plaçant dessus, près de l'extrémité e du tube en T, une petite pince à pression continue de Spencer Wells, ou je la rétablis en l'enlevant.

Sur le même cœur, un bouchon, présentant une rainure circulaire, est introduit dans l'aorte dont les parois sont serrées par un fort lien autour de la rainure. Ce bouchon est percé d'un canal dans lequel peut entrer à frottement le bout d'un robinet. Le tronc brachio-céphalique sortant de l'aorte est fermé par un bouchon, aussi avec rainure, sur lequel les parois du vaisseau sont liées.

Un flacon en verre, d'une contenance de trois litres, rempli d'eau ou de sang de bœuf filtré et étendu d'eau, est suspendu autour d'une poulie, au moyen d'une corde fixée à sa tubulure supérieure. Dans la tubulure inféro-latérale est placé un bouchon en caoutchouc qui reçoit un robinet, sur lequel est adapté un long tuyau de caoutchouc terminé par un second robinet. Avec la corde il est facile d'élever ou d'abaisser le flacon à volonté et de déterminer, à l'aide d'un manomètre, quelle hauteur il faut lui donner pour que la pression de l'eau ou du sang, au niveau du robinet inférieur, réponde à telle ou telle hauteur d'une colonne de mercure.

Après avoir fait ces préparatifs et avoir massé le cœur dans l'eau à 40° afin de dissiper la rigidité cadavérique et de ramollir la graisse qui l'entoure, je commence les expériences d'abord en versant de l'eau dans l'aorte pour abaisser les valvules sygmoïdes, et en exerçant ensuite avec la paume de la main des pression rythmées sur le ventricule gauche. Ces pressions répétées sont suivies de la sortie par l'aorte d'une portion de l'air contenu dans le ventricule, et par suite d'une diminution de pression qui se traduit par une élévation de la colonne de mercure d'un ctm et demi, au-dessus du niveau de la colonne voisine. Dans ces conditions, comme il n'y a pas de pression artérielle, il faut donc attribuer la faible aspiration qui suit la compression à l'élasticité des parois ventriculaires.

Ensuite, le flacon est élevé à une hauteur telle que la pression de l'eau ou du sang dans l'aorte puisse faire équilibre à une colonne de mercure de 10 ctm : le robinet est amorcé et introduit dans le canal du bouchon fixé dans l'aorte et ouvert. Bientôt, l'on voit le cœur se gonfler et la colonne de mercure s'élever de 6^{mm}. Je retire le robinet du bouchon aortique, et j'exerce immédiatement sur le ventricule gauche des pressions rythmées qui font sortir par le bouchon de l'air et de l'eau. A la suite de quelques pressions la colonne de mercure s'élève de 2 ctm et 1/2, ce qui indique que la force aspiratrice du ventricule a augmenté, sous l'influence de la réplétion des vaisseaux cardiaques à une pression de 10 ctm. de mercure.

Je continue en élevant le flacon de manière à ce que la pression dans l'aorte fasse équilibre à 15 ctm. de mercure ; le robinet est replacé dans le bouchon et ouvert. Aussitôt le cœur se gonfle et la colonne de mercure s'élève peu à peu de 17^{mm}. Je retire de nouveau le robinet après l'avoir fermé, et j'exerce sur le ventricule des pressions qui font toujours sortir par l'aorte de l'air, de l'eau ou du sang et déterminent, après les avoir répétées 4 ou 5 fois, une élévation de 3 ctm 1/2 de mercure toujours comparée au niveau de la colonne opposée.

La même expérience est renouvelée avec une pression, dans

l'aorte, de 20 ctm. de mercure, obtenue par l'élévation du flacon. Pendant que le liquide arrive dans les artères coronaires et que le cœur se gonfle, la colonne de mercure ne s'élève que de 2 ctm. pour descendre ensuite au-dessous du niveau de la colonne opposée, ce qui était dû à ce que l'action aspiratrice du ventricule gauche était comblée par l'eau ou du sang qui y pénétrait, soit par insuffisance aortique, soit par les orifices veineux s'ouvrant à la surface interne de l'endocarde.

Avec cette tension vasculaire les pressions rythmées donnent des résultats remarquables. Il suffit d'en pratiquer 4 ou 5 sur le ventricule gauche pour en faire sortir une assez grande quantité d'eau et obtenir une ascension de la colonne de mercure de 6 à 7 ctm. Une fois elle est même montée à 8 pour se maintenir à 7.

Dans un cas, une élévation de 6 ctm. n'avait, au bout de 24 heures, diminué que d'un ctm.

Enfin, tenant à savoir ce qui se produirait avec une pression de 10 ctm. de mercure, tout en fermant l'orifice auriculaire de la veine coronaire, j'ai constaté que, par l'arrivée du sang dans les vaisseaux cardiaques, la colonne de mercure s'élevait de 12^{mm}, et qu'ensuite sous l'influence des pressions rythmées du ventricule, l'élévation était de 3 ctm.; ce qui démontre que la force aspiratrice du ventricule gauche augmente quand la circulation de la veine coronaire est entravée.

Je ferai remarquer que dans toutes ces expériences, j'avais soin, chaque fois qu'il s'agissait de recommencer une épreuve, d'enlever momentanément la pince à pression continue appliquée sur le tuyau en caoutchouc adapté à la branche perpendiculaire du tube en T, afin de laisser rentrer l'air dans le manomètre et de rendre l'égalité de pression aux colonnes de mercure.

Le ventricule droit, mis en communication avec le manomètre de la même façon que le gauche, a fait élever la colonne de mercure d'un demi-centimètre au moment de l'arrivée de l'eau dans les artères coronaires à une pression de 20 ctm. Cette colonne a monté de 2 ctm. et 1/2 sous l'influence de quelques pressions rythmées exercées sur ce ventricule.

Réflexions sur les expériences précitées.

Bien que la diastole active des ventricules, sous l'influence de la pression du sang contenu dans les vaisseaux du myocarde, ainsi que sa subordination au degré de pression, soient démontrées par ces expériences, elles doivent cependant faire l'objet de quelques réflexions.

Ainsi, ce n'est qu'après avoir pratiqué plusieurs pressions rythmées sur les parois tendues des ventricules que j'arrive à obtenir le *summum* de leur force aspiratrice qui devrait, comme il semble au premier abord, se manifester dès l'arrivée du sang ou de l'eau dans les artères cardiaques.

La raison de cette différence, qui m'avait intrigué dès le début de mes expériences, tient à ce qu'il y a de l'eau ou du sang qui pénètre dans les ventricules et vient combler en partie le vide causé par la dilatation de leurs cavités.

Ces liquides arrivent dans le ventricule gauche de deux façons : d'abord, lorsque j'introduis le robinet inférieur dans le bouchon fixé dans l'aorte et que je l'ouvre, le liquide, faisant irruption dans ce vaisseau, rencontre les valvules sygmoïdes qui souvent ne sont pas complètement abaissées ; d'où insuffisance valvulaire d'un instant, parfois continue, qui lui permet de s'introduire en partie dans le ventricule.

Ensuite, il a été démontré, par les injections pratiquées par Vienssens, Thébésius et Portal, que diverses branches des artères et des veines coronaires s'ouvrent directement sur la face interne des ventricules. Ce sont donc là des voies par lesquelles l'eau ou le sang peuvent pénétrer, en plus ou moins grande quantité, dans les ventricules.

La présence du sang ou de l'eau, dans ces cavités, qui se constate par la sortie de ces liquides de l'aorte sous l'action de la compression des parois ventriculaires, explique pourquoi la colonne de mercure ne s'élève pas immédiatement à un degré en rapport avec la dilatation des ventricules, et n'opère son mouvement complet d'élévation qu'après qu'ils ont été vidés à la suite de plusieurs pressions rythmées.

Elle explique aussi comment j'ai pu observer quelquefois un mouvement d'abaissement de la colonne de mercure. Dans ces cas j'ai remarqué que le ventricule gauche se distendait considérablement par l'accumulation du sang ou de l'eau dans sa cavité, et qu'il y avait là un excès de pression qui refoulait le bout libre d'intestin de mouton dans le tube de verre et faisait baisser la colonne de mercure.

A ces causes il faut ajouter qu'en commençant les expériences, les cavités des ventricules, surtout du gauche, sont béantes et que, malgré les pressions préalables, elles contiennent encore de l'air ; ce qui fait que l'aspiration causée par la pression vasculo-cardiaque ne peut être, au début, aussi prononcée que quand les ventricules ont été vidés, par des pressions rythmées, de l'air et des liquides qu'ils renferment.

Il se produit quelquefois, pendant la compression des parois ventriculaires, une élévation de la colonne de mercure. Ce fait, de nature à dérouter l'expérimentateur, est surbordonné au mode de compression. Ainsi, quand les ventricules sont comprimés latéralement, leurs cavités, aplaties d'avant en arrière, prennent à un moment donné une forme arrondie qui en augmente la capacité, d'où diminution de la pression intérieure et ascension de la colonne de mercure. Ce phénomène peut se produire dans les deux ventricules, mais plus facilement dans le droit qui est appliqué sur le gauche à la façon d'un gousset.

Outre cet effet inattendu, je dois dire que le degré de l'aspiration qui succède aux pressions rythmées dépend aussi de la manière de les faire. Il m'est difficile de formuler une règle à cet égard. Ce n'est qu'en tâtonnant et en les variant qu'on arrive à reconnaître celles qui vident le mieux les ventricules et sont, par conséquent, suivies d'une plus forte aspiration. Toutefois, j'ai remarqué que ce résultat est surtout obtenu en comprimant les ventricules près de la base, et en dirigeant la pression vers les orifices des artères qui en sortent.

Le mouvement diastolique des ventricules se constate aussi par les changements qui se manifestent dans leurs dimensions.

La dilatation des ventricules par les causes que j'étudie se constate, non seulement par une action aspiratrice, mais aussi à l'aspect du cœur. Il suffit de faire arriver de l'eau ou du sang dans les artères coronaires pour voir le cœur se gonfler et s'allonger. Un cœur de bœuf, ayant 175ᵐᵐ de longueur et 49 ctm. de circonférence à la base, mesure, après l'arrivée à une pression de 0, 20 ctm. du sang dans ses vaisseaux, 20 ctm. de longueur et 55 ctm. de circonférence. Si l'on examine la cavité du ventricule gauche, au moment où le liquide pénètre dans les vaisseaux cardiaques, on voit qu'elle se dilate et que les cordages des valvules mitrales se tendent. De même que si l'on y introduit quelques doigts de manière à ce qu'ils y soient serrés, on sent qu'ils se desserrent sous l'influence de la pression vasculo-cardiaque.

§ II. — *Deuxième série d'expériences dans lesquelles les artères cardiaques restent sous tension pendant les pressions rythmées des ventricules.*

Avec le mode d'expérimentation que je viens de décrire j'étais forcé, chaque fois que j'avais rempli les artères cardiaques, d'enlever le robinet aortique pour pouvoir vider le ventricule gauche et lui permettre d'exercer, après compression, son action aspiratrice. Pour obvier à cet inconvénient qui ne me permettait pas d'agir sur le cœur en laissant ses artères sous pression, j'ai disposé l'expérience autrement. J'introduis dans

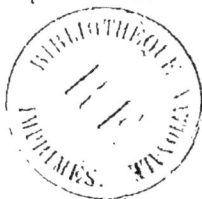

le bouchon placé dans la poulie qui repose sur l'orifice auriculo-ventriculaire gauche, la tige d'un tube en Y ; des deux branches situées au dehors l'une se termine par un bout d'intestin de mouton qui permet la sortie de l'air, de l'eau ou du sang contenu dans le ventricule ; l'autre est mise en communication avec un manomètre, toujours par l'intermédiaire d'un tube en T, et le tout relié par des bouts de tuyaux en caoutchouc. Seulement l'extrémité de la branche horizontale du tube en T, qui regarde le ventricule, est munie d'une soupape qui s'oppose au passage de l'air ou des liquides venant du cœur, tout en permettant l'aspiration du côté du manomètre.

Avec cette disposition il est possible, tout en maintenant les artères coronaires sous pression, de comprimer le ventricule gauche, et d'en faire sortir l'air ou les liquides qu'il contient, par la branche du tube en Y qui supporte le bout d'intestin de mouton. Au moment où la compression cesse, le vide qui se produit dans le ventricule gauche exerce par l'autre branche du tube en Y une aspiration qui élève la colonne de mercure correspondante du manomètre.

Dans les expériences que j'ai faites de cette façon, et que j'ai plusieurs fois renouvelées, j'ai remarqué que quand le cœur avait été ramolli par des compressions répétées et que ses vaisseaux étaient vides, sa puissance aspiratrice ne faisait équilibre qu'à un ou deux ctm. de mercure. Elle augmente au fur et à mesure que monte la pression du liquide contenu dans les artères coronaires. Lorsque cette pression s'élève à 20 ctm., il m'est arrivé plusieurs fois de constater, qu'immédiatement après avoir fortement comprimé le ventricule gauche et l'avoir vidé, la colonne de mercure en rapport avec cette cavité s'élevait brusquement de 9 ctm. et se maintenait à 7 ctm.

Seulement on n'obtient pas toujours un tel effet à chaque pression rythmée : d'abord parce que les parois du cœur ainsi injectées opposent une certaine résistance à la compression ; ensuite parce qu'il n'est pas toujours facile de vider complètement le ventricule ; enfin parce qu'aussitôt que la compres-

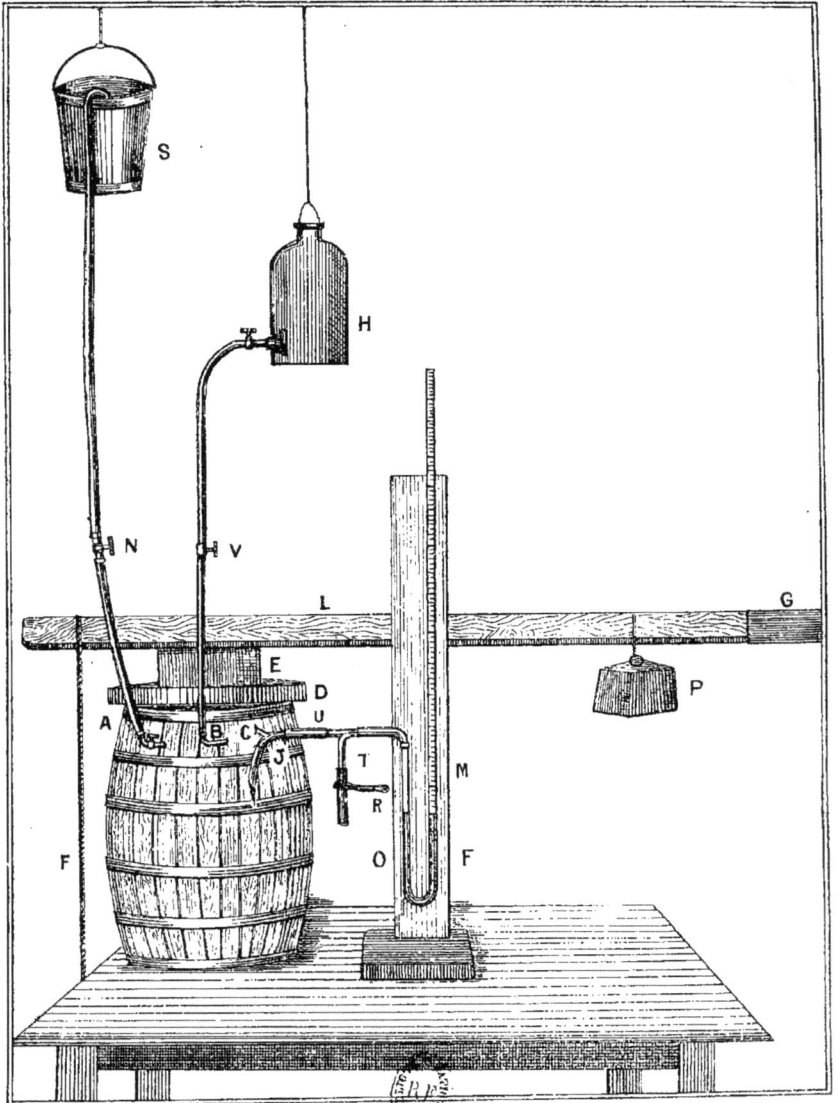

sion cesse, le liquide contenu dans l'aorte fait quelquefois irruption dans la cavité ventriculaire par suite d'une légère insuffisance. Dans ces expériences, il importe que le tube en Y pénètre dans le ventricule au-delà des valvules mitrales ou mieux, de couper préalablement ces valvules. S'il en est autrement, il peut arriver que le sang ou l'eau qui reflue de l'aorte les soulève. Alors la communication entre la cavité ventriculaire et le tube en Y étant interrompue, l'expérience manque.

§ III. — *Troisième série d'expériences dans lesquelles les pressions rythmées de la main sont remplacées par une compression s'exerçant uniformément et momentanément sur la surface externe du cœur.*

Ayant remarqué, ainsi que je l'ai dit plus haut, qu'il n'était pas toujours facile d'exercer les pressions rythmées de manière à effacer complètement la cavité des ventricules, et de provoquer chaque fois la manifestation de leur plus forte puissance aspiratrice, j'ai cherché un moyen permettant d'exercer uniformément sur la surface externe du cœur, une compression de même force que celle que le ventricule gauche exerce normalement sur le sang pour le chasser dans l'aorte.

Dans ce but, j'ai pris un petit tonneau de 30 litres (pl. 1), percé sur l'un des fonds d'une large ouverture de 18 ctm. de diamètre de manière à laisser passer un cœur de bœuf. Sur le pourtour du tonneau, près du fond ouvert, existent trois ouvertures : la première reçoit le robinet A ; la seconde un tube en métal B ; la troisième un autre tube C.

Le cœur, préparé ainsi que je l'ai indiqué plus haut, est placé dans le tonneau rempli d'eau et soutenu dans la région supérieure, par un fil qui traverse l'aorte près du bord de section et la relie à la circonférence de l'ouverture du tonneau. Le tube de verre, traversant le bouchon aortique, est mis en communication avec le tube B par un bout de tuyau en caoutchouc à parois épaisses : celui qui plonge dans le ventricule gauche est relié de la même façon avec le tube C.

Le tonneau, préalablement mis sur une table, est recouvert de feuilles de caoutchouc et de cuir sur lesquelles repose une plaque de marbre D, qui supporte une pierre E. Une corde solide F, fixée à la table, est enroulée autour d'un levier du second genre L, qui appuie sur la pierre E, et soutient près de son extrémité G un poids P. En faisant glisser ce poids sur le bras de puissance du levier, il est possible de fermer hermétiquement le tonneau de façon à résister à la pression de l'eau.

Extérieurement, l'extrémité recourbée du robinet A est reçue dans un tuyau de caoutchouc se rendant dans un seau rempli d'eau S, situé à 3^m 40 ctm. de hauteur. Le tube B communique, au moyen d'un autre tuyau, avec un flaçon H rempli de sang de bœuf additionné d'eau. Ces tuyaux sont munis de robinets de manière à permettre ou à suspendre l'écoulement des liquides.

Au tube C est adapté un tube en Y dont l'une des branches J est munie d'une soupape qui permet l'écoulement des liquides ou de l'air au dehors ; l'autre branche est mise en rapport avec un manomètre M par l'intermédiaire d'un tube en T dont l'extrémité perpendiculaire est reçue dans un bout de caoutchouc que l'on peut fermer ou ouvrir à volonté, au moyen de la pince R. Ce tube en T est garni à l'extrémité U qui regarde le tonneau d'une soupape qui s'ouvre en sens contraire de la soupape J.

L'appareil étant ainsi disposé, voici comment je le fais fonctionner. En ouvrant le robinet N, l'eau du seau fait pression sur celle du tonneau et sur le cœur qui y est contenu. En fermant ce robinet N et en enlevant le tuyau du robinet A, la pression cesse subitement.

Par l'ouverture du robinet V, je fais arriver dans l'aorte et dans les vaisseaux cardiaques, le sang ou l'eau contenu dans le flaçon H, en même temps que je puis en faire varier la pression par les mouvements d'élévation ou d'abaissement que je communique au flacon. Lorsque j'ouvre le robinet V, je ferme le robinet N et je rends libre le tube A, afin que les pressions intérieures ne se neutralisent pas et que le sang puisse pénétrer dans les artères coronaires. Au bout d'une demi-minute, je ferme le robinet V, je replace le tuyau sur le tube A et j'ouvre le robinet N. Aussitôt, la pression qui s'exerce sur la surface externe du cœur force le ventricule gauche à se vider, et l'on voit l'air et le sang en sortir par la soupape J. Alors, il suffit, quand l'arrêt de l'écoulement indique que le ventricule est vidé, de fermer le robinet N et d'enlever brusquement le tuyau du tube A pour voir la colonne de mercure O s'élever au-dessus de la colonne F. Pour leur rendre le même niveau, il n'y a qu'à enlever la pince R et à la replacer un instant après. Au moment où l'on enlève cette pince, non seulement la colonne O s'abaisse, mais en même temps de l'air s'introduit, par aspiration, dans le ventricule gauche, et de l'eau sort par l'extrémité recourbée du tube A, extrémité disposée de façon à ce qu'elle soit au niveau de l'eau du tonneau.

Dans les diverses expériences que j'ai faites avec cet appareil, j'ai observé que quand le cœur est ramolli et que les liquides contenus dans ses parois ont été exprimés par des pressions répétées, la force aspiratrice du ventricule gauche, qui se manifeste quand on suspend la pression intérieure du tonneau, n'élève la colonne de mercure O que d'un ctm. 1/2 à 2.

A la suite d'une pression sanguine vasculo-cardiaque de de 10 ctm. elle monte, lorsque la surface du cœur est décomprimée, de 3 ctm. ; après une pression de 20 ctm., la colonne O s'élève brusquement à 7 ctm. et se maintient à 6.

Je ferai remarquer que la force aspiratrice du ventricule gauche ne s'exerce complétement qu'autant qu'il est entièrement vidé par la pression intérieure du tonneau ; de plus, que la limite la plus élevée qu'atteint la colonne de mercure a lieu après la décompression qui suit immédiatement l'arrivée du sang dans les vaisseaux du cœur ; enfin, si l'on prolonge le séjour du cœur dans l'eau du tonneau de manière à permettre à ses parois de s'imbiber de liquide, l'action aspiratrice se montre encore puissante, bien qu'on n'introduise pas de sang dans les artères coronaires.

Avec cet appareil j'ai réalisé une autre expérience en supprimant le tube B et le flacon H. Un cœur de bœuf à parois ramollies est placé dans le tonneau comme il est dit ci-dessus ; seulement l'aorte, au lieu de communiquer avec le tube B, est fermé par un bouchon plein. Une décompression succédant à une pression d'une colonne d'eau de 3 mètres est suivie d'une aspiration d'un ctm. et 1/2.

Le cœur est ensuite retiré et ses artères injectées avec un mélange composé de :

Gélatine	100 gr :
Sucre	100 gr :
Glycérine	600 gr :
Eau	300 gr :

Ce mélange, liquide à chaud, donne par le refroidissement une pâte molle qui, tout en maintenant les vaisseaux dilatés, leur permet d'obéir à des mouvements de flexuosité et d'allongement. Après refroidissement le cœur est replacé dans le tonneau et soumis d'abord à une pression de 3 mètres d'eau. Après décompression, l'action aspiratrice de ce cœur fait équilibre, bien qu'il ait été incomplètement injecté, à une colonne de mercure de près de 4 cmt.

A la suite d'une pression d'un mètre 50 ctm., la décompression ne donne lieu qu'à une aspiration de 2 ctm. 1/2, et d'un ctm. après une pression d'une colonne d'eau d'un mètre.

Cette expérience montre que l'activité de la diastole est aussi liée au degré d'effacement des cavités ventriculaires.

Remarques sur les expériences précédentes, sur la force dila-
trice du ventricule gauche du cœur de bœuf, et sur ce qui
a été constaté, à l'égard de cette action, sur les animaux
vivants par quelques physiologistes.

Bien que j'aie obtenu, dans ces expériences, des résultats
intéressants, tout en restant au-dessous du degré d'aspiration
provoquée par les pressions manuelles, je suis cependant loin
d'avoir réalisé les conditions voulues. D'abord, il n'est pas
pratique d'exercer une compression sur la surface extérieure
du cœur tout en maintenant l'aorte et les vaisseaux cardiaques
sous pression. Le motif, c'est qu'au moment où l'on cesse cette
compression, le sang contenu dans l'aorte, n'ayant pas comme
sur le vivant d'écoulement périphérique, est forcé d'y stagner,
soumis à une pression dont le *summun* d'intensité se fait sentir sur les valvules sygmoïdes, sur leurs sinus, et sur les artères
cardiaques. Sous l'influence de cet excès de pression, le sang
de l'aorte pénètre en partie dans le ventricule par insuffisance
aortique, et probablement aussi par les petits vaisseaux qui
s'ouvrent à la surface de l'endocarde. Ce fait, affaiblissant l'action aspiratrice du ventricule, force à suspendre, par la fermeture du robinet V, la pression du sang dans l'aorte, avant de
comprimer le cœur, ce qui diminue à son tour l'action diastolique cardiaque.

Ensuite, après la fermeture du robinet V, la compression,
causée sur la surface externe du cœur, s'exerce également sur
ses vaisseaux et sur la crosse de l'aorte qui est aussi dans le
tonneau. Sous cette influence, le sang contenu dans ces vaisseaux se déverse en partie dans le ventricule gauche, d'où on
le voit sortir par la soupape J. Lorsque l'on cesse la compression cardiaque on cesse en même temps de comprimer la crosse
de l'aorte. Alors, par suite de la diminution de son contenu, il
en résulte un abaissement de la pression artérielle qui fait que

l'action aspiratrice du ventricule gauche n'est pas aussi complète qu'elle pourrait l'être.

Ce but peut-il être atteint ? Sans oser l'affirmer, je pense qu'il est possible de réaliser un mode d'expérimentation qui écarterait une partie des inconvénients que je viens de signaler.

La force dilatatrice du ventricule gauche qui, dans le cœur du bœuf et d'après une de mes expériences, soulève une colonne de mercure de 7 à 8 ctm, se manifeste-t-elle avec la même intensité chez l'animal vivant ? Bien des motifs m'autorisent à soutenir non seulement qu'il en est ainsi, mais même que cette force doit être supérieure.

Pour s'en convaincre, il suffit de remarquer que sur le vivant le cœur fonctionne dans des conditions propres à la manifestation de son activité diastolique. Il y a d'abord la systole qui efface *instantanément* dans tous les sens les cavités ventriculaires, et cesse de même. Aussitôt, le sang de l'aorte dont la pression s'est élevée par l'entrée de l'ondée sanguine et par son élasticité, fait irruption dans le myocarde au moment même où apparaît son relâchement, et le force à se dilater.

Cette instantanéité et cette rapidité dans la manifestation et dans la succession de phénomènes qui sont réglés de manière à jouer à point, et sans interruption, le rôle de causes et d'effets, constituent des conditions de nature à développer dans tout son plein l'activité diastolique des ventricules ; conditions qu'il me paraît bien difficile de réaliser sur un cœur cadavérique.

N'étant pas outillé et n'habitant pas un milieu qui s'y prête, je ne puis faire sur de grands animaux des expériences, lesquelles permettraient d'obtenir des résultats marquants. Toutefois, je dois dire que ces expériences ne seraient pas sans modifier la respiration, ainsi que la systole ventriculaire et la pression artérielle, etc, toutes conditions qui agissent sur l'activité de la diastole cardiaque et peuvent l'amoindrir.

· Cependant, je ne dois pas omettre que déjà quelques physiologistes ont observé sur le vivant, après la systole, une pression ventriculaire négative. Marey a constaté sur ses tracés une baisse de pression à la fin de la systole (*vacuité post-systolique*); Moens a observé le même fait. Goltz et Gaule ont aussi constaté, au moyen de leur *manomètre à minima*, qu'immédiatement après la systole, il se produit une pression négative qui est de— 52 millimètres dans le ventricule gauche, et de—17 dans le droit.

Malgré ces faits, qui d'ailleurs sont restés sans avoir reçu leur véritable interprétation, les physiologistes n'ont pas conclu à l'activité de la diastole ventriculaire.

Ce que je n'ai pu constater par des expériences sur des animaux, la plessimétrie m'a permis de l'observer sur l'homme d'une façon évidente. C'est ce que je vais démontrer dans le chapitre suivant.

I V

DÉMONSTRATION PLESSIMÉTRIQUE SUR L'HOMME DE L'ACTIVITÉ DE LA DIASTOLE VENTRICULAIRE

Ce titre paraîtra sans doute bien téméraire au lecteur qui se demandera avec étonnement, comment on peut démontrer, sur l'homme, l'activité de la diastole ventriculaire au moyen de la percussion. Cependant, non seulement la chose est possible, mais je la considère comme facile.

Il y a bien longtemps que, sur un sujet en situation horizontale, j'ai constaté que l'élévation des membres, ainsi que la compression des fémorales au pli de l'aine, exercent une action puissante sur le volume des cavités cardiaques.

J'ai fait cette démonstration nombre de fois dans les hôpitaux, notamment en 1864 dans le service d'Axenfeld (1).

Alors, je pensais que l'augmentation de volume du ventricule gauche qui se manifeste à la suite de la compression des fémorales, et qui varie suivant bien des circonstances d'un à deux centimètres et même plus, était due exclusivement au surcroît de travail imposé au cœur par l'élévation de la pression artérielle.

Depuis, j'ai dû modifier cette manière de voir, en remarquant que si l'augmentation de volume du ventricule gauche est suivie d'une gêne de la respiration chez ceux qui ont le *cœur faible*

(1) Recherches sur les lois de la circulation pulmonaire, sur la fonction hémodynamique de la respiration et l'asphyxie, suivies d'une étude sur le mal de montagne et de ballon par le Dr L. Germe, p. 43. Paris, 1895.

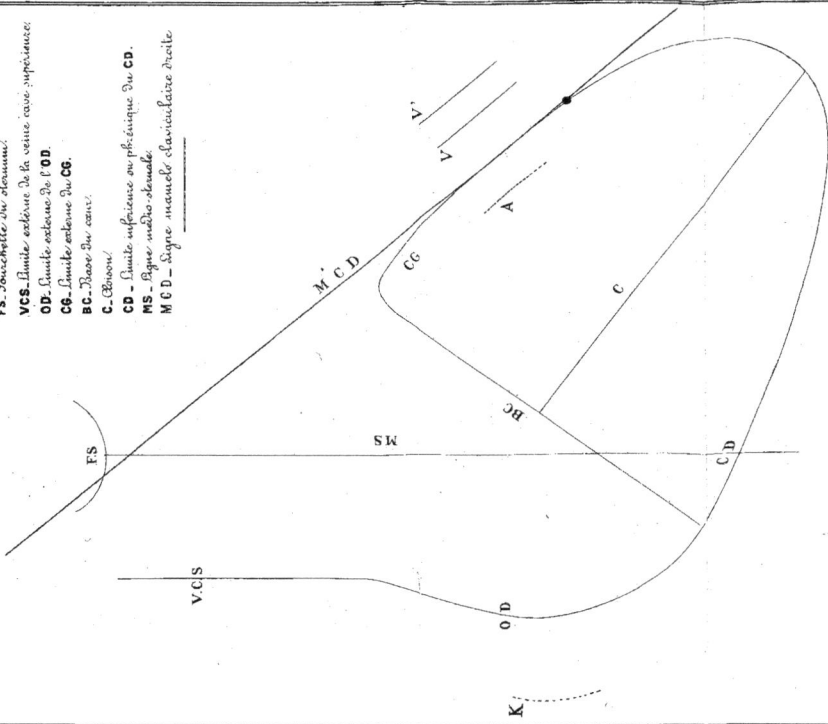

FS. _Fourchette du sternum._
VCS. _Limite externe de la veine cave supérieure._
OD. _Limite externe de l'_ **OD.**
CG. _Limite externe du_ **CG.**
BC. _Base du cœur._
C. _Cœur._
CD. _Limite inférieure ou physique du_ **CD.**
MS. _Ligne médio-sternale._
MCD. _Ligne mamelo claviculaire droite._

M'CD

FS

V'

V

A

CG

C

BC

MS

V.C.S

CD

OD

K

Imp. Susse-Charruey.

ou malade, cette gêne ne se produit pas chez ceux qui ont le cœur énergique. De plus, mes expériences sur le cœur cadavérique m'ont fait constater la dilatation des ventricules à la suite de la pression vasculo-cardiaque.

En présence de ces faits j'ai été conduit à faire les hypothèses suivantes : Sous l'action de la compression des artères fémorales le ventricule gauche se dilate par l'effet de l'élévation de la pression sanguine vasculo-cardiaque ; ou bien, cette dilatation résulte de l'augmentation subite de la pression artérielle qui fait que le cœur, pris au dépourvu et impuissant à lutter, ne chasse qu'incomplètement le sang qu'il reçoit et par conséquent se dilate. Comment les vérifier ? Par un moyen bien simple.

En se plaçant au point de vue de la première hypothèse, c'est-à-dire en admettant que le ventricule gauche se dilate sous l'influence de l'élévation de la pression vasculo-cardiaque, il doit alors exercer une action aspiratrice sur le sang contenu dans l'oreillette gauche et diminuer le volume de cette cavité ; tandis que, s'il se dilate parce qu'il ne peut se vider complétement, le sang de l'oreillette gauche, au lieu d'être attiré, s'accumulera dans cette cavité qu'il dilatera ?

C'est donc à la plessimétrie de l'oreillette gauche, que l'on doit avoir recours pour contrôler ces hypothèses. On limite cette cavité en procédant, ainsi que je l'ai indiqué dans mon travail (loc. cit. p. 62), c'est-à-dire en déterminant le siège de la 7e vertèbre dorsale, et en percutant de haut en bas et de bas en haut de manière à se rapprocher peu à peu de l'apophyse épineuse de cette vertèbre, jusqu'à ce que l'on trouve de la résistance que l'on marque par un trait transversal au crayon Faber.

Les différences de son et de résistance au doigt, que l'on rencontre en arrivant sur l'oreillette gauche, sont tellement tranchées qu'il n'y a pas de doute possible. Aussi je considère cet organe comme plus facile à limiter que les ventricules.

Des deux limites de cette cavité, l'inférieure, qui est en con-

3.

tact avec le centre phrénique, reste fixe ou à peu près, tandis que la supérieure s'élève ou s'abaisse suivant les variations de volume de l'oreillette.

§ I. — *Résumé de quelques expériences démontrant l'activité de la diastole ventriculaire chez l'homme.*

En avril dernier, un jeune homme bien développé est couché sur un plan horizontal ; les limites de l'oreillette droite et du ventricule gauche sont déterminées par la percussion au moyen du plesselimite et tracées sur la peau (voir pl. 2, OD et C G).

Ensuite, les membres étant levés et maintenus en l'air par des aides, je constate que l'oreillette droite augmente rapidement de 3 ctm. (pl. 2 ligne K).

En les faisant baisser, l'oreillette diminue et arrive même, pour un instant, au-dessous de son volume normal.

Les membres étant levés de nouveau, j'observe qu'en cinq secondes la limite du ventricule gauche passe près d'un ctm. en dehors de la limite normale (pl. 2, ligne V). Après les avoir baissés, le cœur gauche diminue aussitôt et sa limite descend en huit secondes 16^{mm} en dedans de la précédente pour revenir bientôt à la normale (pl. 2, ligne A).

Par la compression des artères fémorales faitespar mon sympathique confrère le Dr Carpentier qui a bien voulu m'aider dans ces expériences, le ventricule gauche augmente aussi et sa limite dépassse la normale de plus d'un ctm. (pl, 2, ligne V'). En cessant cette compression le ventricule diminue et descend momentanément au-dessous de sa limite ordinaire.

L'oreillette gauche est ensuite limitée inférieurement et supérieurement. Elle mesure en hauteur un peu plus de 5 ctm. La compression des fémorales est reprise en même temps que je continue à percuter cette cavité. Après 4 secondes de compres-

sion je constate que l'oreillette gauche a diminué supérieurement d'un bon ctm. Aussitôt que l'on cesse de comprimer,
l'oreillette augmente et arrive, en cinq secondes, de 4 ctm. à
6 ctm. pour retomber un instant après à 5.

En prolongeant la compression pendant 4 à 5 minutes,
l'oreillette reste à 4 ctm. pour augmenter dès qu'on la suspend.

Quelques jours après une autre expérience fut faite toujours
avec l'aide du Dr Carpentier. Cette fois le hasard voulut que le
savant doyen de la faculté libre de médecine de Lille, le Dr
Eustache, en fut témoin. Le sujet est âgé de 17 ans et bien
développé. Par l'élévation des membres, l'oreillette droite,
dont la limite est à 5 ctm. de la ligne médio-sternale, augmente de 2 ctm., et le ventricule gauche de près d'un
ctm. Par contre, l'oreillette gauche diminue d'un ctm. en 5
secondes.

Quelques secondes après l'abaissement des membres, il se
produit une diminution de l'oreillette droite et du ventricule
gauche, tandis que l'oreillette gauche augmente d'un ctm. 1/2.

Comme dans l'expérience précédente la compression des fémorales provoque une augmentation de volume du ventricule
gauche de plus d'un ctm., et une diminution de l'oreillette gauche d'un ctm.

La cessation de la compression est suivie d'une diminution
du ventricule gauche dont la limite passe, pour quelques ins-
tants, en dedans de la normale; en même temps l'oreillette
gauche augmente d'un ctm. 1/2 pour revenir à 5 ctm.

L'eau froide appliquée sur la nuque et sur le dos produit,
dans ces cavités cardiaques, les mêmes effets. Ce qui s'explique
par le resserrement des artérioles qui élève la pression artérielle.

Voulant me mettre en garde contre toute idée préconçue et
contrôler la justesse de mes observations, je priai le Dr Carpentier de comprimer, à mon insu, tantôt les deux fémorales, tantôt une seule.

Quand la percussion accusait, quelques secondes après le

début de la compression, une diminution de l'oreillette gauche d'un ctm, je disais à mon Confrère : *vous comprimez les deux artères !* Ce qui était exact. Lorsque la diminution n'était que d'un demi-centimètre, je pouvais lui assurer que *sa compression ne portait que sur une seule artère* ; ce qui était encore vrai.

Ces variations de volume des diverses cavités cardiaques sous l'influence de l'élévation et de l'abaissement des membres, de la compression des fémorales et du froid, j'ai pu les faire constater à mes savants Confrères. Aussi, le professeur Eustache, qui au début était stupéfait en apprenant les faits dont j'allais le rendre témoin, s'est retiré, convaincu par l'évidence de mes démonstrations.

§ II. — *Réflexions sur les expériences précitées.*

Ces expériences établissent d'une façon certaine que l'élévation de la pression artérielle dans l'aorte dilate le cœur ; que cette dilatation est due à l'élévation de la pression sanguine vasculo-cardiaque ; et que par suite la force aspiratrice du ventricule gauche s'en trouve accrue ; d'où diminution de volume de l'oreillette gauche.

Si la dilatation de ce ventricule était due à une accumulation de sang dans sa cavité, conséquence de son impuissance en face de l'élévation de la pression artérielle, alors ce ne serait pas une diminution de volume qu'offrirait l'oreillette gauche, mais bien une dilatation.

Cela ne veut pas dire que la dilatation de l'oreillette gauche ne se produit pas quelquefois dans les expériences que je viens de rapporter ; mais alors on a affaire à des individus dont le cœur est malade ou affaibli. Cette question, qui est une des plus curieuses de la pathologie cardiaque, sera étudiée au 6e Chapitre.

En m'attachant à démontrer l'activité de la diastole ventriculaire, il ne faudrait pas croire que c'est à cette cause seule que j'attribue l'entrée du sang dans les ventricules. Il y a dans les fonctions du cœur, comme dans toutes celles qui importent à la conservation de l'organisme, plusieurs causes concourant à un même effet, de sorte que si l'une fait défaut l'effet ne s'en produit pas moins.

Ainsi en est-il pour le cœur : outre l'action aspiratrice des ventricules qui y attire le sang, il y a pour le ventricule gauche l'action de la pesanteur qui favorise son cours, l'hémopulsion pneumo-thoracique qui accélère son mouvement, et enfin la contraction des oreillettes qui achève de remplir les ventricules.

V

INTERPRÉTATION DU MÉCANISME PAR LEQUEL LA
PRESSION SANGUINE VASCULO-CARDIAQUE PROVO-
QUE UNE DIASTOLE ACTIVE DES VENTRICULES.

Les expériences que je viens de rapporter démontrent l'activité de la diastole ventriculaire. Il s'agit maintenant d'en expliquer le mécanisme.

Je rappellerai d'abord que les artères coronaires ou cardiaques forment, en s'anastomosant par inosculation, deux cercles
perpendiculaires l'un à l'autre : le premier, horizontal et comparé par Haller à un équateur, est situé à la base du cœur dans
le sillon auriculo-ventriculaire ; le second, vertical et incomplet,
comparé à un méridien, est formé en arrière par la branche
descendante de l'artère coronaire droite, et en avant par la
branche descendante de la gauche. Ces deux branches descen-
dent, en suivant les sillons longitudinaux qui séparent les ventricules, vers la pointe du cœur qu'elles contournent en s'anastomosant.

Du cercle auriculo-ventriculaire, outre les branches auriculaires, aortico-pulmonaires et la branche adipeuse de *Vieussens*,
partent de nombreuses branches descendantes qui rampent sur
la surface des ventricules et dont les principales longent un peu
obliquement les bords droit et gauche du cœur.

Le cercle ventriculaire donne naissance à des branches dont
les unes cheminent à la surface des ventricules avant de pénétrer dans le tissu cardiaque, et dont les autres y plongent perpendiculairement. L'une de celles-ci, plus volumineuse, a reçu
le nom d'*artère de la cloison*.

Les branches et rameaux naissant des artères coronaires se divisent et se subdivisent sur la surface des ventricules, en formant une sorte de lacis vasculaire curieux à observer sur un cœur dont les artères ont été injectées avec du mercure.

Ruysch, si célèbre par ses injections cadavériques, disait que sur un cœur injecté, on ne pouvait placer sur sa surface la tête d'une petite épingle dans aucun lieu vide de vaisseaux.

De ce lacis vasculaire partent des rameaux et ramuscules qui pénètrent dans le myocarde où ils continuent à se ramifier, ainsi que de nombreux capillaires.

Il importe de faire remarquer que les cercles artériels, surtout le ventriculaire, ainsi que leurs branches, sont flexueux ; de plus, que les artères coronaires sont entourées d'une couche de tissus adipeux. J'ajoute que les flexuosités de ces vaisseaux augmentent pendant la systole et diminuent pendant la diastole.

Ces dispositions anatomiques, qu'il ne faut pas perdre de vue pour comprendre le mécanisme de l'activité de la diastole, montrent que les artères cardiaques sont soumises à des mouvements alternatifs de raccourcissement et d'allongement, et que le tissu graisseux qui les entoure est destiné à favoriser ces mouvements.

§ 1. — *L'élasticité myocardienne contribue pour une faible part à l'activité diastolique des ventricules.*

Les quelques physiologistes, qui ont soutenu l'activité de la diastole ventriculaire, l'ont attribuée à l'élasticité du myocarde et ont comparé ce fait à l'aspiration qui a lieu dans une poche de caoutchouc que l'on cesse de presser. Il est certain qu'il se produit un phénomène analogue en comprimant, d'une façon rythmée, le cœur d'un animal mort depuis quelque temps. Ce fait est-il dû à la fermeté des parois cardiaques, conséquence d'une rigidité cadavérique ? Pour Beau, la question n'est pas douteuse : « Pendant la vie, écrit-il, le cœur est, dans l'intervalle de ses contractions, aussi mou que les autres muscles quand ils sont dans le relâchement. Si, après la mort, il acquiert souvent beaucoup de rigidité, cela tient à la roideur cadavérique à laquelle le cœur est soumis comme tous les muscles. On lui fait perdre facilement sa rigidité en le pressant quelque peu avec les doigts : la mollesse qu'il retrouve alors n'est pas un effet cadavérique comme on le croit généralement, mais elle constitue son état naturel (1). »

L'assertion de Beau est, en partie, fondée. Il est parfaitement exact que, sous l'influence de la rigidité cadavérique, le cœur acquiert une fermeté et une élasticité qui assurent aux ventricules une action aspiratrice lorsqu'on cesse de comprimer leurs parois. Il est encore vrai qu'en massant les parois du cœur, on diminue leur fermeté ainsi que leur élasticité, sans toutefois l'abolir. D'ailleurs, dans l'étude de cette question, il faut absolument tenir compte de l'état de santé de l'individu. Si le cœur appartient à un sujet ayant succombé en pleine santé, à la suite d'un accident, le cœur conservera, même après avoir fait disparaître la roideur cadavérique, de la fermeté et une certaine élasticité. Si c'est au contraire le cœur d'un individu mort d'une maladie chronique, il sera mou et flasque. Il en est de même chez les animaux. Les bouchers savent très bien qu'une viande ferme, dont les empreintes des doigts disparaissent rapidement grâce à son élasticité, appartient à une bête bien portante; tandis que celle qui est flasque et conserve l'empreinte du doigt vient d'une bête malade.

J'admets donc qu'un cœur ayant appartenu à un animal bien portant possède, dans les parois ventriculaires en dehors de la pression vasculaire, une certaine élasticité qui les dote, ainsi que je l'ai démontré dans les expériences précitées, d'une puis-

(1) Traité expérimental et clinique d'auscultation, p. 234, Paris 1856.

sance aspiratrice qui se manifeste aussitôt que la systole s'éteint.

Ce qui a lieu sur un cœur cadavérique doit à plus forte raison se passer sur le cœur d'un animal vivant. Sur ce dernier ce viscère efface ses cavités en les rétrécissant dans tous les sens par la contraction brusque et instantanée des parois ventriculaires qui s'épaississent et durcissent. Aussitôt que la contraction cesse, les fibres musculaires s'allongent et les parois ventriculaires s'agrandissent dans tous les sens, excepté en épaisseur. Cet agrandissement dû à l'allongement des fibres musculaires relâchées, se fait en longueur et en largeur, parce que dans le cœur, outre les faisceaux longitudinaux, il existe de nombreux faisceaux courts qui se dirigent transversalement ou obliquement entre les premiers et servent à les anastomoser.

Par suite de cet agrandissement, de la fermeté et de la tonicité des fibres musculaires qui s'opposent à l'aplatissement des parois ventriculaires, les ventricules puisent dans ces conditions une partie de leur action aspiratrice. Toutefois, le concours qu'elles apportent à l'activité de la diastole n'a lieu qu'autant que le cœur est sain et bien nourri; et il est bien inférieur à celui fourni par les causes dont je vais étudier le mécanisme.

§ II. — *La pression sanguine vasculo-cardiaque est la cause principale, prédominante de la diastole active des ventricules. Elle agit suivant différents modes.*

Le mécanisme diastolique de *la pression sanguine vasculo-cardiaque* se faisant suivant différents modes, je vais les examiner séparément en les rangeant sous trois chefs.

D'abord, je rappellerai qu'au moment de la systole, la circulation des parois cardiaques est complètement interrompue par la compression que les fibres musculaires contractées exercent sur les petits vaisseaux. Il y a alors ischémie du myocarde. Cet arrêt circulatoire augmente, dans les artères coronaires, la pression sanguine qui trouve une autre cause d'élévation dans l'arrivée de l'ondée sanguine dans l'aorte. En même temps, la longueur du cœur et celle de la circonférence de sa base diminuent sous l'action de la systole, par conséquent, les artères coronaires deviennent plus flexueuses. Ces flexuosités se prononcent d'autant plus que la pression sanguine est plus forte. Tout le monde sait que sous l'influence de cette pression les artères se dilatent et s'allongent. Ce fait, qui dépend de leur élasticité, se remarque surtout dans celles qui avoisinent le cœur. Il est tellement frappant que sur un cœur de bœuf la crosse de l'aorte augmente de moitié en circonférence et en longueur, sous l'action d'une pression intérieure de 20 ctm. de mercure.

Les flexuosités et la dilatation des artères coronaires s'observent facilement, au moment de la systole, sur le cœur d'un animal vivant. Elles se gonflent et deviennent tellement saillantes qu'elles se dessinent très nettement sous le péricarde. Seulement, il faut les examiner immédiatement après l'ouverture de la poitrine. Si l'on tarde, la circulation pulmonaire s'embarrasse, la pression artérielle baisse et les artères coronaires s'affaissent. On ne parvient à les dilater qu'en pratiquant la respiration artificielle.

Comme conséquence de ces états des artères coronaires auxquels il faut ajouter le retrait des parois de la crosse aortique, retrait qui suit immédiatement l'entrée de l'ondée sanguine, il se produit, aussitôt après la cessation de la systole, une diastole active par un mécanisme qui agit suivant trois modes simultanés.

1° Par l'élasticité des parois des artères coronaires mise en
jeu par la systole ventriculaire et la pression vasculo-
cardiaque.

Le premier mode, qui est le plus faible, réside dans l'élasticité
et la tension des artères coronaires. J'ai dit plus haut qu'au
moment de la systole ces artères, dilatées et allongées par la
pression du sang qui y afflue, étaient forcées de devenir plus
flexueuses sous l'influence de la contraction des ventricules.
Mais, dès que la contraction prend fin, ces vaisseaux, obéissant à l'élasticité de leurs parois et à leur pression intérieure,
tendent à agrandir leur circonférence et par conséquent à éloigner les parois ventriculaires de l'axe de leurs cavités et à
l'allonger. Pour se convaincre de cette action il suffit de couper
une vessie de porc transversalement, d'ouvrir le fond et de fixer,
par quelques points de suture placés, de part en part, sur le
pourtour extérieur de la circonférence de section, un tube en
caoutchouc, ayant, par exemple, 2 mill. de diamètre intérieur.
Si alors on place ce segment de vessie dans un vase rempli d'eau
et que l'on fronce la grande ouverture comme celle d'une
bourse, on remarque qu'aussitôt que l'on cesse de la plisser elle
se dilate sous l'action de l'élasticité du tube de caoutchouc, et
que cette dilatation est plus rapide si l'on injecte de l'eau dans
le tube, même en fermant l'autre extrémité.

2° Par la mise en jeu du principe d'égalité de pression.

Le second mode est une application du *principe de Pascal*
dont le tourniquet hydraulique et les roues à réaction en sont
des exemples. — Pour expliquer son action il suffit de rappeler
que les artères coronaires et leurs divisions forment des cour-
bes autour de la surface externe des ventricules et envoient
dans l'épaisseur des parois des branches qui y pénètrent obli-

quement ou perpendiculairement. Pendant la systole ces vaisseaux sont aplatis, et l'écoulement du sang contenu dans les artères périphériques des ventricules est arrêté, comme celui
d'un liquide circulant dans un tube, par la fermeture de son robinet. Il y alors égalité de pression latérale dans les artères entre
les parois opposées qui se trouvent au niveau des tranches de
sang répondant à la naissance des branches qui plongent dans
les ventricules.

Mais, lorsque la contraction cesse, ces branches vasculaires
s'ouvrent, l'écoulement sanguin reparaît ; avec lui l'égalité de
pression cessant, celle-ci se fait sentir sur les parois artérielles
opposées aux orifices d'écoulement ; d'où, force qui tend à agrandir la circonférence des artères coronaires. — Or, comme ces
artères sont adhérentes à la surface externe des ventricules et
qu'elles leur fournissent un grand nombre de branches, il s'en
suit un ensemble de petites pressions excentriques dont la ré-
sultante a pour effet d'allonger les parois ventriculaires et de
les éloigner de leur axe.

Il est facile de se rendre compte de cette action par une expérience bien simple. Je prends un tuyau de caoutchouc, à parois
molles, d'un mètre de longueur et dont le diamètre intérieur
mesure 4mm. L'une des extrémités est adaptée à un robinet
reçu dans un autre tuyau communiquant avec un flacon rempli
d'eau, situé à une hauteur de 2 mètres 70 cent.

Le petit tuyau plonge dans une bassine remplie aussi d'eau
et mesurant un mètre de circonférence intérieure ; il est roulé
de manière à former deux cercles à la surface de l'eau. Lorsque
je ferme son extrémité libre et que j'ouvre le robinet, les cercles grandissent un peu sous l'influence de la pression de l'eau.
Si j'ouvre cette extrémité et ensuite le robinet, je remarque
qu'immédiatement les cercles s'agrandissent. et que le tuyau
se porte, à partir du bout libre et par un mouvement rapide,
contre les parois de la bassine de manière à ne plus former
qu'un grand cercle.

En branchant perpendiculairement sur le tuyau, dans l'épais-

seur de la paroi regardant le centre de la bassine, une canule
d'un millimètre de diamètre intérieur, j'observe aussitôt que
j'ouvre le robinet, tout en fermant l'extrémité libre du tuyau,
que la paroi opposée à celle dans laquelle pénètre la canule, se
porte isolément vers le pourtour de la bassine. Si j'ouvre son
extrémité libre, le tuyau se porte, comme précédemment, contre
ce pourtour ; mais je constate que la portion sur laquelle est
branchée la canule s'écarte plus rapidement du centre et arrive
la première en contact avec les parois de la bassine.

3° Par la réplétion brusque des vaisseaux contenus dans l'épaisseur du myocarde.

Le troisième mode du mécanisme de l'aspiration des ventricules, qui est le plus efficace, c'est la réplétion brusque des
vaisseaux contenus dans l'épaisseur du myocarde. Aussitôt
que la contraction fait place au relâchement, le sang des artères coronaires, soumis à une pression augmentée par l'ondée
ventriculaire et l'élasticité de la crosse de l'aorte, afflue en abondance dans le myocarde et d'autant plus facilement qu'il trouve les vaisseaux vides ; de sorte qu'à un état ischémique des
parois ventriculaires succède instantanément un état congestif.

Ce changement d'état ne peut avoir lieu qu'en dilatant ces
parois, surtout dans le sens de leur longueur et de leur circonférence. Cette dilatation, qui ne peut s'opérer qu'en agrandis-
sant les cavités ventriculaires suivant leurs axes et leurs dia-
mètres, se fait d'autant plus facilement que la réplétion brusque des vaisseaux du myocarde met ce muscle dans une sorte
d'érectilité qui donne aux parois ventriculaires une certaine
tension qui s'oppose à leur affaissement.

Ce fait, qui s'apprécie difficilement sur le vivant parce que
quand le cœur est mis à nu, ses battements sont précipités et
que la pression artérielle ne tarde pas à baisser, s'observe très
bien sur un cœur cadavérique dans les artères duquel on fait
arriver de l'eau ou du sang. Alors, on voit que le cœur s'arron-

dit et se gonfle, que les cavités ventriculaires se dilatent et que ces effets sont subordonnés au degré de pression. La dilatation de ces cavités sous l'influence de la réplétion de leurs vaisseaux est un phénomène physique analogue à celui qui se passe, quand on arrose les parois desséchées d'un cuvier. Sous l'action de la sécheresse le bois perd son eau, les douves se rétrécissent et se rapprochent de l'axe du cuvier, les cercles se relâchent et tombent ; tandis que par l'action de l'eau, les douves s'élargissent, s'écartent de l'axe pour se porter contre les cercles qu'elles distendent, et finalement le cuvier s'agrandit.

La cause de cet élargissement des douves est due à l'eau qui, pénétrant par capillarité dans i'ensemble des tubes ligneux, les distend et augmente leur volume. Pour les parois du cœur, le mécanisme a beaucoup d'analogie. Ici, ce sont les vaisseaux qui, se dilatant par l'arrivée brusque du sang, écartent les fibres musculaires et étendent dans tous les sens les parois ventriculaires. Si l'eau pouvait pénétrer brusquement dans le bois, comme le sang dans les vaisseaux cardiaques, elle produirait également un agrandissement subit de la cavité du cuvier.

Un autre exemple de l'agrandissement d'une cavité par la pénétration d'un liquide dans l'épaisseur de ses parois nous est fourni par l'écorce de l'orange. Il suffit de couper une orange en deux parties égales dans la direction de son équateur, de la vider, et de maintenir l'une des calottes hémisphériques à l'humidité et l'autre à la chaleur. Le lendemain on constate que cette dernière a diminué dans tous les sens et en de telles proportions qu'elle peut être entièrement contenue dans la cavité de celle maintenue à l'humidité. Si ces calottes sont changées inversement de milieu, le lendemain on constate des effets opposés.

§ III. — *L'activité diastolique du cœur dérive de la systole ventriculaire.*

Je pense avoir suffisamment démontré par quel mécanisme la pression sanguine vasculo-cardiaque permet aux ventricules d'exercer une action aspiratrice. Je dois maintenant faire remarquer que cette force dérive de la contraction ventriculaire ; que, en un mot, l'activité de la diastole est engendrée par la systole. C'est une partie de cette force qui revient au cœur, en quelque sorte par ricochet, sous forme de dilatation. Ce curieux et admirable mécanisme est facile à comprendre. En effet, par la systole du ventricule gauche, le sang chassé dans le système artériel augmente la pression de celui qui y est contenu, dilate les artères et surtout la crosse de l'aorte.

Lorsque la contraction cesse, une partie de la force qui a élevé la pression et mis en jeu l'élasticité des parois de l'aorte, retourne au cœur sous forme de pression sanguine vasculo-cardiaque, et provoque une diastole ventriculaire active, c'est-à-dire un effet complètement opposé à la cause qui lui a donné naissance.

D'après les expériences que j'ai relatées dans le chapitre III, il faut admettre que le degré d'intensité de la diastole ventriculaire est lié à la pression artérielle et au plus ou moins d'énergie de la systole.

Une pression artérielle élevée est suivie d'une aspiration plus grande qu'une pression faible. Il en est de même à l'égard des contractions des ventricules. En effet, bien que la pression artérielle dérive de la systole cardiaque, il n'en est pas moins vrai qu'à pression artérielle égale, le mouvement aspirateur des ventricules, consécutif à une systole, sera d'autant plus fort qu'ils se seront contractés plus énergiquement.

§ IV. — *L'activité de la diastole cardiaque est causée, non seulement par la pression artérielle, mais aussi par la pression veineuse.*

Dans le mécanisme que je viens d'étudier, j'ai envisagé la pression sanguine vasculo-cardiaque comme dérivant exclusivement de la pression artérielle. Cette étude serait incomplète si je ne m'arrêtais pas sur ce fait que la pression des vaisseaux du cœur peut être influencée, par le plus ou moins de difficultés que le sang des veines coronaires rencontre pour se déverser dans l'oreillette droite. Il est certain qu'à pression artérielle égale, l'aspiration des ventricules sera plus forte si le sang des veines coronaires pénètre difficilement dans l'oreillette droite, parce qu'alors cette difficulté augmente la pression sanguine vasculo-cardiaque.

Mes expériences sur le cœur cadavérique m'ont appris que, la pression artérielle restant la même, le ventricule gauche est doué d'une puissance aspiratrice plus grande quand l'ouverture de la grande veine coronaire est fermée, que lorsqu'elle reste ouverte.

Dans mes expériences plessimétriques j'ai aussi constaté que l'action aspiratrice du ventricule gauche augmente lorsque la circulation veino-cardiaque est entravée par la dilatation de l'oreillette droite sous l'influence, par exemple, de l'élévation des membres. Seulement, chez les sujets dont la contraction ventriculaire est affaiblie, le mouvement d'élévation diastolique fait place promptement à un abaissement systolique, et parfois à l'asystolie, si l'oreillette droite reste distendue. Ce fait qui joue un rôle considérable dans la pathologie cardiaque sera, en raison de son importance, étudié dans le chapitre suivant.

D'après ce qui précède, il y a donc lieu de faire remarquer que si la pression sanguine vasculo-cardiaque est généralement la conséquence de la pression artérielle, elle dérive parfois aussi de la pression veineuse qui s'associe à l'artérielle, et peut même la surpasser.

VI

APPLICATIONS PHYSIOLOGIQUES ET PATHOLOGIQUES DE L'ACTIVITÉ DIASTOLIQUE DES VENTRICULES AU TRAVAIL DU CŒUR.

Les faits que je viens d'exposer offrent, considérés au point de vue de l'activité de la diastole des ventricules, un certain intérêt. Aussi, je croirais manquer le but principal de ce travail si je ne montrais pas les applications qui découlent de ce mode d'activité cardiaque.

§ I. — *Applications physiologiques.*

Jusqu'à présent les physiologistes ont considéré le travail mécanique du cœur comme ayant seulement pour objet de chasser le sang dans les artères. Celui du ventricule gauche a été évalué, comme effet utile, à 0,54 kilogrammètres par seconde, soit 46,656 kilogrammètres par 24 heures.

Cette donnée approximative est incomplète, attendu qu'elle ne tient compte que du travail dépensé par le cœur gauche, pour chasser dans l'aorte les 180 grammes de sang qu'il est supposé contenir. En effet, à chaque contraction les ventricules ont à vider non-seulement leurs cavités, mais aussi leurs parois, c'est-à-dire à chasser le sang des vaisseaux du myo-

4.

carde, d'une part dans les veines coronaires et dans l'oreillette droite ; d'autre part, à le refouler dans les branches des artères coronaires. Or, les expériences relatées ci-dessus ont démontré que la réplétion de ces vaisseaux, à une pression artérielle de 0,20 ctm. de mercure, dilate le ventricule gauche du cœur de bœuf au point de le douer d'une force aspiratrice qui peut parfois faire équilibre à une colonne de mercure de 0,08 ctm. S'il en est ainsi sur le vivant — et la chose ne me paraît pas douteuse — le ventricule doit donc, à chaque contraction, surmonter à la fois la résistance offerte par la pression aortique et par la force qui a provoqué sa dilatation, force représentée par une pression négative intra-ventriculaire gauche qui peut descendre chez le bœuf, ai-je dit, à 0,08 ctm. de mercure.

Depuis que j'ai repris ce travail il ne m'a pas été possible d'expérimenter sur un cœur provenant d'un individu bien portant, décédé accidentellement. Toutefois, je pense être au-dessous de la vérité, en évaluant approximativement à 4 cent. de mercure, la force aspiratrice du ventricule gauche d'un adulte en bonne santé. En admettant cette évaluation, il résulte que chez l'homme le ventricule gauche doit d'abord vaincre, à chaque contraction, une résistance diastolique, faisant équilibre à 4 cent. de mercure. Si on l'ajoute à celle de 20 cent. représentant la pression dans l'aorte, on a une résistance totale de 24 cent. de mercure ; ce qui équivaut à la pression d'une colonne de sang de 3 mètres de hauteur.

En partant de la moyenne adoptée par les physiologistes, soit 180 grammes pour chaque ondée sanguine, on arrive, pour le cœur gauche, à un travail de 0,648 kilogrammètre par seconde et de 55,987 kilogrammètres pour 24 heures ; ce qui fait en plus une différence de 9,331 kilogrammètres sur le chiffre admis par les physiologistes, c'est-à-dire environ d'un cinquième.

§ II. — *Applications pathologiques.*

En réservant dans ce chapitre l'exposé des applications pathologiques qui découlent de la théorie de l'activité de la diastole ventriculaire, je dois dire de suite que je ne puis donner qu'un aperçu sur cet intéressant sujet. Mes recherches à cet égard sont trop récentes pour qu'il me soit possible de le traiter largement, d'autant plus que les questions qui s'y rattachent sont difficiles à résoudre.

Toutefois, quelqu'incomplet que soit cet aperçu, je suis convaincu qu'il fournira aux médecins des indications qui seront très utiles aux cardiaques.

Je ferai remarquer d'abord que dans les maladies du cœur les troubles fonctionnels dérivent d'une infériorité de la puissance qui chasse le sang sur la résistance qui le reçoit. L'école anatomique a étudié avec soin ces résistances ; mais elle leur a attaché une trop grande importance en enseignant que chez les cardiaques les rétrécissements et les insuffisances sont les lésions dominantes. Certes, je ne nie pas qu'elles ne soient un facteur morbide capital ; mais, tout en reconnaissant sa valeur, il ne faut point méconnaître que la contraction ventriculaire a son importance, à tel point que des individus porteurs de rétrécissements ou d'insuffisances n'éprouvent pas, ou peu de troubles fonctionnels du côté du cœur, tant qu'il conserve sa contractilité intacte. Que cette force vienne à baisser à la suite d'une cause quelconque, immédiatement les troubles apparaissent. Souvent même les troubles fonctionnels ne sont dus qu'à l'affaiblissement du myocarde ; et pourtant, ils peuvent devenir assez graves pour causer la mort de sujets chez lesquels, à l'autopsie, on ne trouve ni rétrécissement ni insuffisance.

Ces notions, qui dominent les maladies du cœur et ont heureusement cours aujourd'hui parmi les pathologistes, obligent le médecin, en présence d'un cardiaque, non seulement de rechercher s'il y a lésion organique et de s'efforcer de la préciser, mais surtout d'établir dans l'ensemble des phénomènes qui s'y rattachent deux catégories : *ranger dans l'une tout ce qui a trait aux résistances que le cœur doit vaincre; dans l'autre tout ce qui se rapporte à sa puissance; ensuite s'efforcer de diminuer celle-là et d'augmenter celle-ci.*

C'est en me basant sur ces préceptes, qui m'ont souvent donné dans ma pratique des résultats inespérés, que j'étudierai les applications pathologiques de l'activité de la diastole cardiaque.

Cette activité est due, ai-je dit, à la pression sanguine vasculo-cardiaque qui après avoir causé la diastole, accroît le travail du cœur.

Ce fait n'influe nullement le fonctionnement d'un cœur sain; mais il n'en est pas de même lorsque la tonicité et la contractilité des fibres musculaires de ce viscère sont affaiblies. Alors la pression sanguine vasculo-cardiaque, pour peu qu'elle s'élève, constitue une résistance qui paralyse plus ou moins la contraction des ventricules et provoque la *dilatation forcée du cœur.*

Toutefois, il est des cas où les ventricules, d'un cœur même sain, sont mis en état d'infériorité par une pression artérielle exagérée.

Dans cette étude pathologique, où je prends le ventricule gauche comme base, il faut considérer que la pression sanguine vasculo-cardiaque peut entraver la systole de deux façons : soit sous forme de pression artérielle, soit sous forme de pression veineuse qui souvent s'ajoute à la première.

A. — Dilatation forcée du ventricule gauche par pression artérielle exagérée.

J'ai montré au chapitre v que ce ventricule se dilate sous l'influence d'une élévation accidentelle de la pression artérielle et que, comme conséquences, il reçoit et chasse plus de sang.

Lorsque cette pression est habituellement élevée, telle que chez les grands mangeurs et les grands buveurs, il peut arriver que le cœur qui fonctionne régulièrement, tombe en asystolie sous l'influence de causes qui augmentent momentanément la pression artérielle. Ceci s'observe à la suite, soit de refroidissement, d'excès de boissons, d'indigestion, d'efforts, de fatigues, d'émotions, etc. Dans ces cas le ventricule gauche, après avoir lutté avantageusement, s'épuise et se laisse dilater davantage par l'accumulation du sang dans sa cavité. Cette entrave à la circulation retentit rapidement sur le cœur droit qui se dilate à son tour. La pression sanguine s'élevant dans l'oreillette droite, fait obstacle à l'entrée du sang venant des veines coronaires, sorte que la pression veineuse vasculo-cardiaque s'élève également et augmente le travail déjà trop lourd du ventricule gauche. Il est vrai de dire qu'alors la pression artérielle ne tarde pas à baisser et à diminuer de ce chef le travail du cœur, qui, peu à peu, revient par le repos à son volume ordinaire et à ses fonctions normales.

Mais les choses ne se passent pas toujours ainsi : il est des cas où ce viscère reste pendant plusieurs jours et même davantage, en état de *dilatation forcée* accompagnée des symptômes qui trahissent un embarras de la circulation cardiaque. En présence de ces faits dont j'ai été plusieurs fois le témoin, il suffit souvent de pratiquer une ou deux larges saignées, d'assurer la liberté du ventre, de maintenir le sujet au repos, à la chaleur et à la diète, avec un granule de digitaline matin et soir pour le rétablir rapidement et complètement.

Il n'en est pas de même lorsque la contractilité du myocarde est affaiblie soit par une myocardite chronique, une dégénérescence graisseuse ou autre lésion, soit par la répétition de *dilatations forcées* consécutives à des efforts, à des émotions morales, à des influences gastriques, etc, etc. Dans ces conditions, bien que la pression artérielle soit plus faible qu'à l'état normal, il suffit qu'elle s'élève notablement pour que le ventricule gauche ait de grandes chances de devenir inférieur à sa tâche. Alors, voici ce qui se passe :

A la suite de la systole le ventricule se dilatant davantage sous l'action de l'élévation de la pression artérielle, attire plus de sang dans sa cavité ; ce qui se traduit par une diminution de l'oreillette gauche. Seulement cette plus grande dilatation augmente le travail du cœur de plusieurs façons. En effet, le ventricule doit lutter non seulement contre l'élévation de la pression artérielle qui se fait sentir sur les valvules sigmoïdes et sur ses parois, mais encore chasser une ondée sanguine plus considérable, puisqu'il a reçu plus de sang. Ce surcroît de travail, il doit l'exécuter dans des conditions défavorables de contractilité, attendu que la dilatation de ses parois contribue à affaiblir la propriété de ses fibres musculaires. Aussi, qu'arrive-t-il ? C'est qu'il se vide incomplètement et que le sang s'y accumule ; ce qui se révèle par un abaissement de la pression artérielle, par la dilatation de l'oreillette gauche, la congestion des poumons et la dilatation du cœur droit.

Par suite de l'abaissement de la pression artérielle il est vrai que le travail du cœur tend à diminuer ; mais en même temps intervient un autre facteur : la pression veineuse vasculo-cardiaque due à la dilatation de l'oreillette droite, qui est une autre résistance à vaincre, de sorte que le ventricule gauche peut rester en détresse un temps variable. Il sort généralement victorieux des premières épreuves, sous l'influence de la violente excitation motrice que le sang exerce sur l'endocarde et de l'abaissement croissant de la pression artérielle ; mais lorsqu'elles se répètent fréquemment, il succombe à la tâche.

Pour mieux faire comprendre comment, dans ces conditions, la puissance du cœur devient inférieure à la résistance, je prends cet exemple où les données sont, bien entendu, approximatives. Je suppose que chez un cardiaque la pression aortique soit de 10 ctm. de mercure, et que la surface intérieure du ventricule gauche répondant au myocarde mesure 100 ctm. carrés. Il en résultera qu'à chaque contraction les parois ventriculaires devront soulever un poids de 13 k. 600 grammes.

Qu'il arrive que, sous l'action d'une des causes précitées, le ventricule gauche se dilate ; que sa surface intérieure contractile mesure 200 ctm. carrés et que la pression artérielle tombe

FS _ Fourchette du sternum.

VCS_ Limite externe de la veine cave supérieure.

OD_ Limite externe de l'OD.

CG_ Limite externe du CG.

BC_ Base du cœur.

C_ Chiron.

CD _ Limite inférieure ou phrénique du CD.

MS_ Ligne médio-sternale.

MCD_ Ligne mamelo-claviculaire droite

FS

MCD

CG

V'

V

MS

V.C.S

BC

C

O.D

O

O'

C.D

Imp. Suarez - Charrwey.

à 6 ctm., ce sera à chaque contraction, malgré cet abaissement, une augmentation du travail qui alors sera représenté par le soulèvement de 16 k. 320 gr., auquel il faut ajouter celui dû à l'excès de la pression veineuse vasculo-cardiaque, et tenir encore compte de l'affaiblissement de la contractilité par suite de l'élongation des fibres musculaires du cœur.

Comme preuve à l'appui de cette explication je cite le fait suivant :

B. — Observation de dilatation cardiaque aggravée par l'élévation de la pression artérielle et veineuse chez un sujet atteint de myocardite chronique.

Le nommé B., boucher, 49 ans, grand mangeur, grand buveur, joueur et alcoolisé, de petite taille, a pesé jusqu'à 100 kilogr. Depuis plusieurs années il est souvent oppressé, et il a eu un rhumatisme articulaire de courte durée. Le soignant depuis quelques mois, j'ai constaté une dilatation des cavités cardiaques, des battements faibles, un premier bruit parfois rude au niveau de l'orifice aortique, un pouls inégal, souvent petit et intermittent ; de la gêne pour respirer ; de la congestion des lobes inférieurs des poumons et de l'œdème des extrémités inférieures. D'après ces signes et les antécédents j'ai diagnostiqué une dilatation du cœur par suite de dégénérescence graisseuse, d'abus de boissons, d'émotions morales, et probablement aussi de légère sténose aortique.

Ce malade dont l'état s'améliore quand il se soigne et s'aggrave quand il s'écarte de mes prescriptions, présente, en avril 1895, un cœur dont la limite du ventricule gauche passe à un ctm. de la ligne mamelo-claviculaire droite, et celle de l'oreillette droite à 6 ctm. 1/2 de la ligne médio-sternale (voir pl. 3, lignes V et O). Il est couché et respire facilement.

Je lui comprime les fémorales. Au bout d'une minute il accuse de la gêne pour respirer ; elle augmente et devient prononcée au point qu'après une minute et demie de compression il me prie de cesser.

Percutant immédiatement le ventricule gauche je constate que sa limite qui se trouve en V', à 2 ctm. et demi de la ligne MCD, puis s'en rapproche rapidement. Alors le sujet me dit qu'il respire mieux.

Deux ou trois minutes après je recommence la compression qui, cette fois, provoque de la dyspnée après 15 secondes. Je la cesse et percute aussitôt l'oreillette droite dont la limite passe en O', à 9 ctm. de la ligne médio-sternale.

Ce fait montre que l'élévation de la pression artérielle par compression fémorale provoque, chez un sujet au cœur malade, une dilatation forcée du ventricule gauche qui est suivie de celle du cœur droit et accompagnée de dyspnée ; que si ces phénomènes disparaissent en cessant la compression, ils reparaissent plus rapidement lorsqu'on la reprend peu après.

Sur le même individu j'avais observé, une dizaine de jours auparavant, les effets sur le cœur de la pression artérielle isolée et des pressions artérielle et veineuse associées. Le jour de cette observation, le malade se trouvant mieux, je constate que la limite du ventricule gauche est à 6^{mm} de la ligne mamelo-claviculaire droite ; celle de l'oreillette droite à 6 ctm. de la ligne médio-sternale ; l'oreillette gauche mesure 6 ctm. de hauteur ; et le pouls, exploré avec le sphygmomètre de Ch. Verdin, s'écrase sous une pression de 700 grammes.

Je fais lever et maintenir en l'air les membres inférieurs. Après quelques secondes la limite de l'oreillette droite s'écarte à 8 ctm. 1/2 de la ligne médio-sternale ;

Celle du ventricule gauche est un ctm. en dehors de la précédente ;

L'oreillette gauche descend, par diminution supérieure, à 4 ctm. 1/2.

Ces limites sont tracées à trois reprises ; et chacune d'elles après avoir fait baisser et relever les membres.

Vers la fin de la minute qui suit la dernière élévation, le

sujet éprouve de la gêne pour respirer ; l'oreillette gauche, qui avait commencé par diminuer, se dilate et mesure 7 ctm. de hauteur ; le ventricule a aussi augmenté, sa limite est à plus d'un ctm. et demi en dehors du tracé ordinaire ; le pouls devient petit, faible, et s'écrase sous une pression de 500 grammes.

En replaçant les membres en situation horizontale la dyspnée disparaît presque immédiatement ; l'oreillette droite diminue rapidement ainsi que la gauche qui descend à 6 ctm ; il en est de même du ventricule gauche. En même temps la pression artérielle s'élève au point que 2 à 3 minutes après avoir baissé les membres inférieurs, il faut pour écraser la radiale une pression de 800 grammes.

C. — Réflexions sur l'observation précitée. — Influence de la pression veineuse vasculo-cardiaque associée à l'artérielle sur la dilatation des ventricules et sur la dyspnée.

Par cette expérience j'étais bien convaincu que l'élévation de la pression artérielle augmente la force aspiratrice du ventricule gauche, attendu que l'oreillette du même côté diminue aussitôt de volume. Seulement, ce mouvement plus marqué d'aspiration diastolique n'ayant pas tardé à être suivi d'une dilatation forcée du ventricule, et d'un certain degré d'asystolie caractérisée, outre la plus grande dilatation du ventricule gauche, par l'abaissement de la pression artérielle et par la dilatation de l'oreillette gauche, je me suis demandé si ces phénomènes sont dus exclusivement à l'élévation de la pression artérielle vasculo-cardiaque qui se manifeste momentanément aussitôt l'élévation des membres, ou bien si la pression veineuse vasculo-cardiaque consécutive à la dilatation de l'oreillette droite n'y contribue pas ? Pour résoudre ces questions voici comment j'ai procédé : des jarretières placées à la racine des cuisses sont serrées de façon à interrompre la circulation veineuse en laissant l'artérielle libre, et les membres inférieurs

levés en l'air. Peu après, l'oreillette droite diminue au lieu
d'augmenter, et sa limite est à 5 ctm. de la ligne médio-sternale ;
le ventricule gauche n'augmente que de 6^{mm} ; l'oreillette gauche
tombe à 4 ctm. 1/2 et conserve ce volume pendant les 5 minutes
où les membres inférieurs sont maintenus élevés ; le malade
n'accuse pas de dyspnée, et l'artère radiale n'est écrasée que
sous une pression de 800 grammes.

Ensuite, les jarretières sont ôtées *instantanément* tout en
laissant les membres en l'air. Aussitôt l'oreillette droite se
dilate, sa limite est à 9 ctm. de la ligne médio-sternale après 15
secondes. Alors la limite du ventricule gauche qui s'est aussi
dilatée passe 2 ctm. en dehors de son tracé ordinaire ; l'oreillette gauche mesure 7 ctm. ; l'individu se plaint d'une gêne de
la respiration, et son pouls faiblissant se laisse écraser sous
une pression de 500 grammes.

En baissant les membres, la dyspnée disparaît presqu'immédiatement avec la dilatation des cavités cardiaques qui repren-
nent leur volume habituel. Dans cette expérience j'ai, en faisant
mettre les membres inférieurs en l'air, augmenté la pression
aortique, dont l'élévation s'est révélée par une dilatation plus
prononcée du ventricule gauche et une diminution de l'oreillette
correspondante. En outre, elle m'a appris que la pression artérielle pouvait s'élever modérément sans que les fonctions du
ventricule gauche en fussent troublées, tandis qu'elles l'avaient
été dans l'observation précédente, par la raison que la compression des fémorales augmente davantage la pression aortique
que la situation en l'air des membres inférieurs. De plus, elle
m'a montré la grande influence de la *pression veineuse vasculo-cardiaque* sur les troubles fonctionnels du ventricule gauche par sa *dilatation forcée*, attendu qu'en enlevant les
jarretières la dyspnée apparaît en moins de 15 secondes,
en même temps que les cavités cardiaques se dilatent ; et qu'il
suffit de baisser les membres pour que cette dyspnée dispa-
raisse presqu'immédiatement, ainsi que la dilatation de l'oreillette droite et du cœur gauche.

Les faits que je viens d'exposer démontrent suffisamment comment une pression artérielle élevée peut, dans certaines conditions, provoquer chez un sujet sain une dilatation ventriculaire forcée suivie d'asystolie : comment l'élévation subite d'une pression artérielle faible, comme elle l'est chez les cardiaques, est facilement suivie d'une dilatation des cavités du cœur ; comment aussi la pression veineuse s'associe chez eux à l'artérielle, pour causer ces dilatations forcées, les maintenir et prolonger l'asystolie.

D. — Dilatation forcée et asystolie du ventricule gauche par excès de pression veineuse.

Si la pression veineuse vasculo-cordiaque ajoute souvent ses effets à ceux de l'artérielle pour créer au cœur des résistances supérieures à sa puissance, le forcer à se dilater et à tomber en asystolie, cette même pression peut agir isolément et causer les mêmes effets. C'est ce que je vais démontrer.

Le sang veineux sortant des parois du cœur gauche et de la partie voisine du cœur droit se rend dans l'oreillette droite par la grande veine coronaire, celui venant de l'autre partie du cœur droit arrive dans la même cavité par les petites veines coronaires. A l'embouchure de la grande veine dans l'oreillette se trouve la valvule de *Thébésius*. Cette valvule est loin de s'opposer, comme l'ont soutenu divers anatomistes, au reflux du sang surtout lorsque l'oreillette est dilatée. La preuve c'est que les matières à injections cadavériques, introduites dans la veine cave supérieure, pénètrent dans la veine coronaire. Dans mes expériences sur le cœur du veau ou du bœuf, j'ai toujours vu le sang, arrivant dans l'oreillette droite à faible pression, pénétrer aussitôt dans les branches de la veine coronaire.

Il est aussi un fait qui a frappé les anciens anatomo-pathologistes et qui mérite d'être tiré de l'oubli ; c'est la dilatation du sinus et des veines coronaires dans les cas de dilatation des cavités du cœur, principalement de l'oreillette droite : « Le sinus et les veines coronaires, écrit Portal, sont extrêmement dilatés, lorsque les parois des ventricules du cœur sont épaisses et agrandies, et encore lorsque l'oreillette droite est considérablement dilatée. J'ai vu, en pareil cas, le sinus coronaire si ample, qu'on pouvait y introduire le pouce (1). »

Le reflux, par excès de pression du sang de l'oreillette droite dans les veines coronaires, surtout dans la grande, est donc un fait qui ne peut être nié. S'il restait des doutes dans quelques esprits, j'espère qu'ils seront vite dissipés par les expériences suivantes qui démontrent l'action aspiratrice du ventricule gauche sous l'influence de la pression veineuse vasculo-cardiaque, et l'effort plus grand qu'il faut faire pour vider sa cavité lorsque ses parois sont sous pression veineuse.

E. — Expériences prouvant que la pression veineuse vasculo-cardiaque provoque, dans le ventricule gauche, une diastole active et augmente son travail.

Des ligatures sont appliquées sur l'oreillette gauche et la veine cave inférieure d'un cœur de veau ; l'artère pulmonaire est obturée par un bouchon sur lequel elle est liée, il en est de même pour l'aorte ; seulement son bouchon livre passage à un tube de verre qui traverse les valvules sygmoïdes et pénètre dans le ventricule. Ce tube communique par un tuyau de caoutchouc avec un manomètre. La veine cave supérieure est serrée sur un tube de verre relié, avec un flacon rempli de sang de veau, par un tuyau de caoutchouc. Ce flacon est élevé un mètre au-dessus de l'oreillette de manière à ce que le sang qu'elle doit recevoir y subisse une pression de 8 ctm. de mercure. Un robinet placé à l'extrémité inférieure du tuyau de caoutchouc étant ouvert, laisse arriver le sang dans l'oreillette droite qui se gonfle. Bientôt l'on voit les veines cardiaques se dilater et se remplir de sang. En moins d'une minute la colonne de mercure, en communication avec le tube situé dans

(1) Portal, cours d'anatomie médicale, T. III. p. 365. Paris, 1803.

le ventricule gauche s'élève à plus de 3 ctm. Je suspends l'arrivée du sang, laisse l'oreillette droite se vider et observe, après quelques minutes, que la colonne de mercure descend de 2 ctm., ce qui indique que l'action aspiratrice a diminué avec l'abaissement de la pression veineuse.

Il est à remarquer, dans ces sortes d'expériences, que si l'on fait arriver le sang dans l'oreillette droite à une pression bien plus élevée, il peut se produire un effet contraire, c'est-à-dire que la colonne de mercure correspondant au ventricule gauche peut baisser. Ce fait s'explique facilement par la raison que, sous une plus forte pression, le ventricule droit se distend et refoule la cloison dans le ventricule gauche.

Le surcroît de travail, qu'il faut employer pour effacer la cavité du ventricule gauche lorsque ses parois sont sous pression veineuse, devient évident par l'expérience suivante à laquelle a servi préalablement le cœur de veau précité. Ce cœur, disposé comme il est dit ci-dessus, sauf que le tube de verre respectant les valvules sygmoïdes ne pénètre pas dans le ventricule, est placé sur le plateau d'une balance à ressort ; le ventricule gauche est comprimé, avec la pulpe des doigts, près de la base, dans le voisinage de l'origine de l'aorte. Cette pression fait baisser la colonne de mercure. Pour obtenir un abaissement de 3 ctm. de mercure, il faut que la pression représente un poids de 4,500 gr.

En ouvrant le robinet, le sang fait irruption dans l'oreillette droite qui se distend ainsi que les ventricules. Le gauche est remis en communication avec le manomètre. Alors pour faire descendre la colonne de mercure de 3 ctm. il faut, en comprimant exactement au même point, exercer une pression double de la première, c'est-à-dire de 9,000 gr. ; ce qui indique la résistance en plus que doit vaincre le ventricule gauche du chef de la pression veineuse vasculo-cardiaque. En faisant arriver le sang dans l'oreillette droite à une pression de 8 ctm. de mercure, je suis convaincu que je reste au-dessous de celle qui existe dans bien des cas pathologiques. La preuve c'est que dans ces cas il arrive parfois que l'oreillette est tellement distendue que ses parois se rompent.

Ces expériences sont corroborées par mes observations sur le vivant. Il me suffit, chez un cardiaque dont le ventricule gauche se dilate facilement, d'augmenter brusquement la pression sanguine dans l'oreillette droite pour dilater rapidement les cavités du cœur, causer de l'asystolie et de l'oppression.

F.—Observation démontrant que l'élévation de la pression veineuse auriculaire peut, chez un cardiaque, dilater rapidement les cavités du cœur, causer de l'asystolie et de l'oppression, et qu'il suffit d'abaisser cette pression pour soulager instantanément le malade.

Le malade dont j'ai parlé plus haut, en ce moment complètement désenflé, est couché horizontalement, la tête reposant sur un oreiller. La limite de l'oreillette droite est à 6 ctm. de la ligne médio-sternale ; celle du ventricule gauche à 6 mill. de la ligne mamelo-claviculaire droite ; le pouls est régulier et le sujet respire facilement. Des jarretières sont appliquées et serrées à la racine des 4 membres. Au bout de quelques minutes on voit les veines sous-cutanées se gonfler, les cavités cardiaques diminuent ; la limite de l'oreillette droite n'est plus qu'à 5 ctm. de la ligne médio-sternale, et celle du ventricule passe par la normale, c'est-à dire sur la ligne mamelo-claviculaire droite. Le malade se trouve bien.

Après dix minutes, lorsque le sang s'est bien accumulé dans les veines, je fais enlever rapidement les 4 jarretières. Aussitôt l'oreillette droite se dilate et sa limite arrive en 15 secondes à 9 ctm. 1/2 de la ligne médio-sternale ; en 20 secondes celle du ventricule gauche passe plus de 2 ctm. 1/2 en dehors de la ligne précitée ; en même temps ce malade accuse de l'oppression et son pouls est devenu petit, rapide et dépressible. Tous ces phénomènes se dissipent au bout de quelques minutes.

J'ai renouvelé plusieurs fois sur ce malade la même observation, et chaque fois j'ai obtenu les mêmes résultats.

Par contre, il m'est arrivé antérieurement d'être appelé
auprès de lui alors qu'il était oppressé. Dans ces conditions
toujours j'ai constaté que les cavités cardiaques étaient dilatées.
Alors, il me suffisait de serrer avec des jarretières les membres à leur racine pour diminuer le cœur et rendre la respiration facile. Pour éviter le retour des accidents, j'avais soin
de recommander de n'enlever qu'une jarretière à la fois et
par intervalle d'une heure.

Remarques.

Les faits d'excès de pression veineuse vasculo-cardiaque
que je viens d'exposer se rapportent à des dilatations de l'oreillette droite provoquées directement d'une façon expérimentale
ou clinique.

On pourrait soutenir que la dilatation du ventricule gauche
et l'asystolie avec dyspnée consécutives à la dilatation de
l'oreillette droite, sont dues, non à un excès de pression veineuse vasculo-cardiaque, mais bien à ce que le ventricule droit
recevant plus de sang en chasse davantage dans le ventricule
gauche et le distend. Cet argument ne serait pas fondé, attendu
que dans ces cas *le premier mouvement de dilatation du ventricule gauche est suivi d'une diminution de l'oreillette correspondante, et que ce n'est que peu après qu'elle se dilate.* Ensuite, le
soulagement qui suit la déplétion de l'oreillette droite est instantanée ainsi que le début de la diminution de volume du ventricule gauche ; ce qui n'aurait pas lieu dans l'hypothèse précitée.

Ces dilatations auriculaires, par effets directs, se manifestent dans d'autres conditions. On les voit naître à la suite de
boissons abondantes ou de contractions générales des muscles
des membres, volontaires ou convulsives, qui font déverser le
sang à flots dans l'oreillette droite.

Cependant, il arrive bien souvent qu'elles sont la conséquence

indirecte d'un obstacle à la circulation cardiaque ou pulmonaire.
J'ai indiqué plus haut comment l'élévation de la pression artérielle, principalement chez un cardiaque, était suivie d'une
élévation de la pression veineuse dans le cœur droit. L'asthénie
du cœur, par suite d'émotions morales, d'influences gastriques,
de lésions du myocarde ou de ses revêtements, les rétrécissements et les insuffisances, etc., sont autant de phénomènes
morbides qui entravent la circulation et provoquent la dilatation de l'oreillette droite qui, à son tour, réagit sur le
ventricule gauche pour aggraver son impuissance.

Je ne m'arrêterai pas davantage sur ces obstacles pour arriver de suite à ceux du poumon. Les embarras de la circulation
pulmonaire, à marche lente, sont suivis d'un excès de pression
veineuse vasculo-cardiaque qui entrave la circulation du myocarde, ralentit sa nutrition, augmente le travail du cœur et
peut causer l'asystolie.

Dans l'ouvrage cité plus haut, je me suis étendu longuement
sur les causes qui produisent des embarras et des entraves à
la circulation pulmonaire, et j'ai insisté sur les conséquences
qui en résultent, notamment sur la vacuité du cœur gauche et
la réplétion du cœur droit. Ces faits sont réels et ne peuvent
être niés. Seulement il est des cas où l'embarras de la circulation pulmonaire, s'établissant lentement et se limitant à une
portion de l'un des poumons, n'est pas assez prononcée pour
entraver sérieusement le cours du sang dans le cœur gauche,
mais l'est suffisamment pour accroître le travail du cœur droit,
le forcer à se dilater ainsi que l'oreillette droite, et provoquer
un excès de pression veineuse vasculo-cardiaque augmentant le
travail du ventricule gauche, qui se laisse dilater par défaut de
puissance et tombe en asystolie au point de causer parfois
la syncope.

Cette association de phénomènes morbides constitue un
complexus pathologique à la fois des plus curieux à observer,
des plus difficile à démêler, et dont le fait suivant est un exemple frappant.

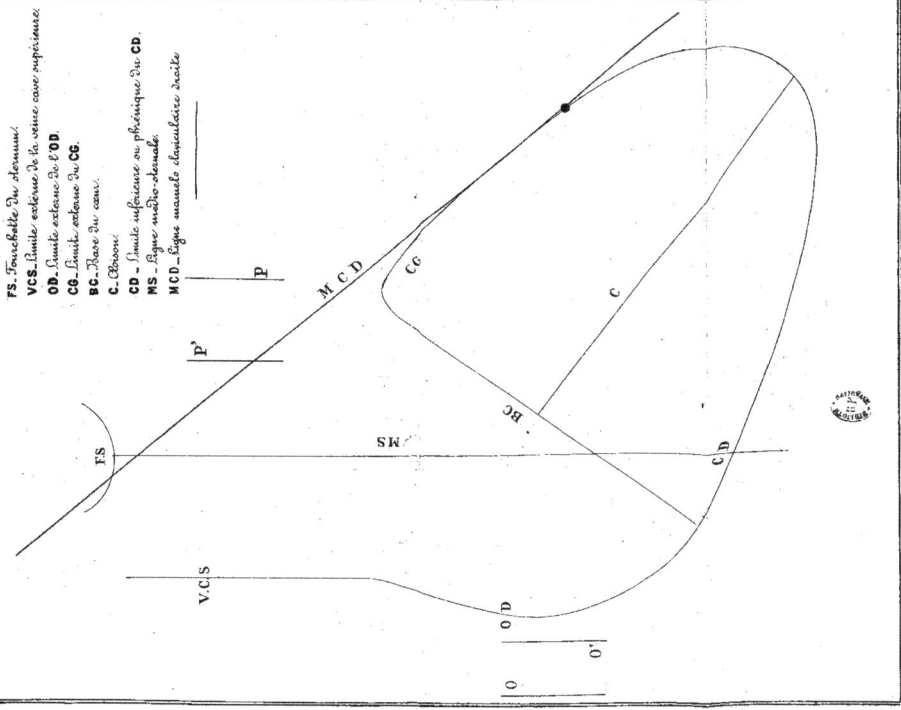

Pl. IV

FS. _Fourchette du sternum._
VCS. _Limite externe de la veine cave supérieure._
OD. _Limite externe de l'OD._
CG. _Limite externe du CG._
BC. _Base du cœur._
C. _Oreœm._
CD _– Limite inférieure ou phrénique du CD._
MS _– Ligne médio-sternale._
MCD _– Ligne mamelo-claviculaire droite._

P

MCD

CG

P'

BC

C

FS

MS

CD

V.C.S

OD

O'

O

Imp. Sueur-Charruey.

G. — Observation démontrant comment un embarras chronique de la circulation d'un lobe du poumon peut causer un excès de pression veineuse vasculo-cardiaque suivie d'asystolie et de syncope.

Le 9 avril dernier, je suis consulté par le nommé C., âgé de 24 ans, cultivateur. Il me raconte qu'il a eu en janvier une pleurésie à gauche ; que depuis lors il n'a pas repris ses forces ; qu'il a l'haleine courte, et qu'il lui arrive assez souvent de tomber, ayant perdu connaissance. Ces pertes de connaissance sont précédées d'une grande oppression, de battements de cœur tumultueux, avec pouls petit, rapide et intermittent, et d'une anxiété extrême avec crainte de mourir.

Les moyens curatifs qu'il a employés, entre autres la caféine, n'ont produit aucun résultat,

Ce malade est pâle ; il a le pouls petit, rapide, s'écrasant sous une pression de 500 grammes. L'épaule gauche est affaissée, le bord antérieur du poumon gauche passe en P, à 4 ctm. 1/2 de la ligne médio-sternale (voir pl. IV) ; en arrière et à la base existent des adhérences.

L'ensemble de ce poumon donne de la submatité, surtout en haut et en avant. Pour le cœur, je constate que la limite de l'oreillette droite se trouve en O à 8 ctm. de la ligne médio-sternale, que la gauche mesure 7 ctm. de hauteur, et que la limite du ventricule gauche, plus difficile à tracer en raison de la pleurésie antérieure, passe près d'un ctm. en dehors de la ligne mamelo-claviculaire droite.

Au moment où j'observe ce sujet il me dit qu'il se sent oppressé et faible, qu'il est venu me voir avec hésitation, craignant de perdre connaissance en route, et que cette crainte est telle qu'il n'ose plus conduire ses chevaux avec lesquels il s'est déjà trouvé mal.

Je lui applique immédiatement, en avant et en arrière, au niveau du lobe supérieur du poumon gauche, six grandes ventouses avec une forte pompe aspirante. Pendant leur appli-

5.

cation il annonçait déjà du mieux. Lorsque j'eus terminé, il ne savait comment exprimer son étonnement et sa satisfaction. « Comme c'est drôle ! disait-il, je ne me sens plus le même homme ; je respire mieux, je me sens plus de courage et plus de forces dans les membres, et je ne crains plus de tomber faible. » Cet heureux et remarquable changement apporté brusquement dans l'état de ce malade, et dont il faut avoir été témoin pour en être entièrement convaincu, tient simplement à ce que j'avais remis de l'huile dans la lampe, c'est-à-dire du sang dans son système artériel, et par suite dans son système nerveux et dans ses muscles. Voici comment : Par mes fortes ventouses j'ai décongestionné le lobe supérieur gauche et augmenté le coefficient diasto-systolique de ce poumon, au point que son bord antérieur n'était plus qu'à un ctm. et demi de la ligne médio-sternale. Du même coup j'ai rendu la circulation pulmonaire plus facile. De plus, j'ai diminué la pression veineuse dans les veines azygos en congestionnant artificiellement la peau du thorax. Comme conséquence l'oreillette droite a diminué de deux ctm. et demi.

Par suite de l'abaissement de la pression veineuse vasculo-cardiaque, le ventricule gauche ayant moins de résistance à vaincre s'est vidé plus facilement ; d'où diminution de cet organe de 6 mm, diminution de l'oreillette gauche qui descend à 5 ctm., et augmentation de la force du pouls qui ne s'écrase que sous une pression de 700 grammes.

Je lui prescris un granule de digitaline Nativelle matin et soir, du vin de coca, des gouttes amères avant chaque repas, des rigollots en avant au sommet du poumon gauche, et de profondes inspirations suivies d'expirations prolongées, renouvelées une vingtaine de fois par heure.

Il revient me voir huit jours après me disant qu'il se trouve très bien et qu'il n'a éprouvé aucun accident. Même traitement.

Je le revois le 27 avril. La limite de l'oreillette droite n'est plus qu'à 5 ctm. de la ligne médio-sternale en O'; la gauche a sa hauteur normale 5 ctm. ; la limite du ventricule gauche passe près de la ligne mamelo-claviculaire droite, et le pouls ne s'écrase que sous une pression de 800 grammes. Le bord antérieur du poumon gauche n'est plus qu'à 2 ctm. de la ligne médio-sternale en P'. Cet individu se sent de plus en plus fort et me dit n'avoir éprouvé aucun accident depuis sa première visite. Même traitement, sauf un seul granule de digitaline par jour.

Le 8 mai, il m'assure qu'il est redevenu aussi fort qu'auparavant et qu'il travaille sans éprouver aucun malaise. Le ventricule gauche a repris la limite normale ; celle de l'oreillette passe comme d'ordinaire à près de 5 ctm. de la ligne médio-sternale ; le bord antérieur du poumon gauche arrive près de cette ligne ; le pouls est plus fort ; la pression qu'il faut employer pour l'écraser s'élève à 900 grammes.

En somme, ce jeune homme se considère guéri. Je lui fais seulement continuer les gouttes amères, tout en lui recommandant expressément les grands mouvements respiratoires, et de continuer à appliquer quelques rigollots à de plus longs intervalles.

H. — Réflexions sur les faits précités.

Les faits rapportés ci-dessus établissent la grande importance du rôle que joue la pression sanguine auriculaire droite dans les maladies du cœur ; rôle qui s'explique d'autant mieux que les parois cardiaques sont les premières à ressentir l'influence de l'embarras circulatoire en raison du siège et de la proximité de l'embouchure des veines coronaires. Aussi, je suis convaincu que c'est sur ces veines que doit apparaître d'abord le pouls veineux ; et, rien ne dit que, dans les cas graves d'asystolie où la pression aortique tombe au-dessous de la pression auriculaire, le sang veineux ne rétrograde pas et ne circule pas momentanément vers l'aorte. En maintenant l'oreillette droite pendant douze heures sous la pression de 0,60 ctm. de hauteur d'un sang épais, j'ai constaté que ce liquide avait pénétré par les orifices des artères coronaires dans l'aorte et dans le ventricule gauche. Au moment où je revois les épreuves de ce travail, j'introduis un tube dans l'orifice de la grande veine coronaire d'un cœur de veau et lie ce vaisseau sur le tube, qui communique par un tuyau de caoutchouc, avec un flacon contenant du sang défibriné du même animal. J'ouvre un robinet pour permettre au sang de pénétrer dans les veines cardiaques. Aussitôt ces vaisseaux se dilatent, le cœur se gonfle et au bout de quelques minutes j'aperçois le sang sortir par l'orifice de l'une des artères coronaires et s'accumuler peu à peu dans le sinus correspondant. En comprimant le cœur, le sang sort en plus grande quantité.

D'après ce qui précède, je m'explique un fait qui m'a frappé et que j'ai signalé dans mes *recherches sur les lois de la circulation pulmonaire etc.*, page 221. C'est que, chez les malades oppressés par suite d'embarras de la circulation cardio-pulmonaire et dont l'oreillette droite est très dilatée, il suffit de leur tirer un peu de sang par la jugulaire externe droite pour diminuer l'oreillette et les soulager immédiatement. Dans ce travail, je me suis demandé si l'oreillette droite distendue n'est pas le siège d'une excitation qui, transmise au bulbe par le pneumo-gastrique, excite le besoin de respirer. Sans abandonner cette relation que je n'émettais que sous forme d'hypothèse, je dois faire remarquer que la disparition de la dyspnée, par l'écoulement d'un peu de sang tiré à la jugulaire, s'explique facilement aujourd'hui, attendu que cet écoulement a pour effet, en abaissant la pression veineuse vasculo-cardiaque, de faciliter le travail du cœur.

Je m'explique aussi comment, dans les affections cardio-pulmonaires avec oppression et pouls petit, les anciens médecins avaient constaté que la saignée soulageait les malades et rendait de la force au pouls. Ce fait, qui rencontre beaucoup d'incrédules parmi les modernes, est pourtant réel, et se comprend facilement d'après les considérations que je viens d'émettre.

Enfin, tout le monde sait que les cardiaques gardent difficilement la situation horizontale, et qu'ils respirent mieux aussitôt qu'ils sont assis ou levés. Cette amélioration est due au même fait, c'est-à-dire à la déplétion brusque de l'oreillette droite.

Sous l'influence de la station verticale du tronc le sang, obéissant à l'action de la pesanteur, subit, vers la veine cave inférieure et le foie, un mouvement rétrograde qui provoque une prompte déplétion auriculaire suivie immédiatement d'une respiration plus facile.

Nombre de fois j'ai constaté, par ce changement de position, une diminution du volume de l'oreillette droite.

A ces causes dont les unes augmentent les résistances que le cœur doit vaincre, et dont les autres amoindrissent sa puissance, il faut ajouter celle qui a pour effet d'affaiblir sa contractilité par défaut de nutrition. Je veux parler de l'embarras de la circulation du sang qui chemine dans le myocarde. S'il est un fait physiologique bien démontré aujourd'hui, c'est bien celui que Brown-Séquard a exprimé dans cette loi : *La rapidité de la circulation du sang et la richesse de ce liquide en substances réparatrices favorisent la réparation du muscle et le rendent capable d'un nouveau travail.*

Or, il est loin d'en être ainsi pour le cœur quand la circulation vasculo-cardiaque est entravée, suspendue et, parfois, probablement rétrograde. Alors, les échanges nutritifs entre le sang et les fibres musculaires du cœur étant incomplets, sa contractilité s'affaiblit forcément.

§ III. — *Indications thérapeutiques dérivant, comme conséquences, des applications pathologiques de l'activité de la diastole ventriculaire.*

Des notions émises ci-dessus découlent, au point de vue thérapeutique, des indications dont les unes sont relatives à la puissance du cœur, et les autres aux résistances qu'il doit surmonter. Ces indications doivent avoir pour but d'augmenter sa force et de diminuer son travail.

A. — Comment peut-on diminuer le travail du cœur?

1º D'abord en supprimant les causes qui élèvent la pression artérielle, tels que les repas copieux, les boissons abondantes, le froid, les contractions musculaires générales, les émotions contracturantes, en un mot tous les agents et toutes les excitations qui provoquent le resserrement des artérioles ; ensuite on favorise l'abaissement de cette pression par l'emploi de ceux qui produisent la dilatation de ces mêmes vaisseaux telle que la chaleur, les révulsifs, l'iodure de potassium, le jaborandi, etc.

2° En évitant les causes qui, comme les émotions morales, les efforts, les courses, les marches précipitées, impriment instantanément au sang contenu dans les poumons, un mouvement hémopulsif qui le chasse en abondance dans le ventricule gauche et le force à se dilater.

En outre, il ne faut point oublier que quand ces causes, qui ont ensuite pour effet de ralentir la circulation pulmonaire, cessent d'agir, le sang qui s'est accumulé dans les veines, arrive à flots dans le cœur droit qui s'empresse de le chasser dans le ventricule gauche, d'où nouvelle cause de dilatation et d'asystolie, ce qui fait que les mouvements sont si préjudiciables aux cardiaques.

3° En s'opposant à la dilatation de l'oreillette droite et en la combattant lorsqu'elle existe.

On prévient la dilatation de cette cavité par l'absence d'efforts, par un régime modéré, sévère en boissons, et par l'exercice des mouvements diasto-systoliques des poumons que l'on maintient dans leur plénitude en évitant les causes qui peuvent les congestionner, en entretenant la liberté du ventre et en s'efforçant de maintenir l'activité des centres nerveux, du centre respiratoire surtout.

On la combat soit par la saignée de la jugulaire, soit par des ligatures appliquées à la racine des membres, soit par des révulsifs — grandes ventouses surtout — appliquées au moyen d'une pompe aspirante sur la surface du thorax. Le choix de ces moyens et leur emploi isolé ou simultané sont subordonnés au degré de la dilatation auriculaire, à ses effets et à ses causes.

B. — Comment peut-on augmenter la puissance du cœur ?

D'abord en ralentissant ses battements par le repos ; ensuite par l'usage des substances qui tonifient sa fibre musculaire et dont la digitale est encore celle qui me paraît avoir le plus d'efficacité.

On contribue au même but par l'emploi de la chaleur appliquée sur la région précordiale.

Dans le cas de congestion ou d'inflammation aiguë ou chronique des parois du cœur, les révulsifs précordiaux sont des moyens qui jouissent d'une grande efficacité.

Quand aux cordiaux, je pense que la plupart n'agissent qu'en diminuant les résistances du cœur par leur action vaso-dilatatrice.

Il importe aussi de surveiller l'alimentation qui doit être réconfortante tout en étant de digestion facile. Toutefois, il faut convenir que nos moyens d'action destinés à augmenter la force du cœur sont limités et souvent insuffisants. Que faire, par exemple, pour relever la contractilité d'un cœur dont le myocarde est atteint de dégénérescence graisseuse ?

CONCLUSIONS

1° Immédiatement après chaque systole, les parois ventriculaires sont le siège d'une diastole active qui attire, dans leurs cavités, une partie du sang contenu dans les oreillettes ;

2° Cette dilatation, faiblement tributaire de l'élasticité des parois du cœur, est due principalement à la pression artérielle vasculo-cardiaque et subordonnée à son degré ;

3° Le mécanisme de la diastole active du cœur par la pression artérielle cardiaque, s'explique par la mise en jeu de l'élasticité des artères coronaires et du principe de Pascal, et par la réplétion brusque des vaisseaux contenus dans l'épaisseur du myocarde ;

4° Ce mode de diastole dérive, par ricochet, du travail produit, à chaque systole, par le ventricule gauche ;

5° Par le fait de l'activité diastolique des ventricules, le travail fourni par le cœur est plus considérable que les physiologistes ne l'ont pensé jusqu'à ce jour, attendu qu'à celui qui consiste, à chaque systole, à soulever les valvules sygmoïdes et à chasser l'ondée sanguine dans l'aorte, il faut ajouter le travail que les ventricules doivent dépenser pour lutter contre leur puissance diastolique ;

6° Cette résistance, subordonnée à la pression artérielle, peut, en cas de tension sanguine exagérée, imposer à un cœur même sain, un travail supérieur à ses forces, et le mettre momentanément en état d'asystolie ;

7° L'activité diastolique des ventricules peut être mise en

jeu par la pression veineuse vasculo-cardiaque dans les cas où l'oreillette droite est très dilatée ;

8° Ce fait s'observe dans les lésions du cœur gauche, qui ont pour effets d'affaiblir sa puissance ou d'augmenter ses résistances, dans les embarras de la circulation pulmonaire, et dans les cas où le sang afflue en abondance dans l'oreillette droite, comme dans les convulsions ;

9° Par suite de l'élévation de la pression veineuse dans cette cavité, il se produit forcément une élévation de la pression veineuse vasculo-cardiaque qui augmente le travail du cœur et peut le faire tomber facilement en asystolie pour peu que sa contractilité soit affaiblie ;

10° Pour remédier à l'impuissance du cœur la première chose à faire, souvent avec succès, c'est d'abaisser la pression veineuse cardiaque ;

11° Aussi, il importe, dans la pathologie et la thérapeutique de ce viscère, outre ce qui se rapporte à sa puissance, de tenir grand compte des résistances qu'il doit vaincre, résistances assez souvent représentées par des excès de pression artérielle et veineuse vasculo-cardiaque ;

12° Ces excès de pression, dont l'artérielle n'est, en général, que *relative* à la puissance du cœur, constituent, surtout en ce qui concerne la veineuse, un grand obstacle à son fonctionnement.

TABLE DES MATIÈRES

CHAPITRE IV.

CHAPITRE V.

CHAPITRE VI.

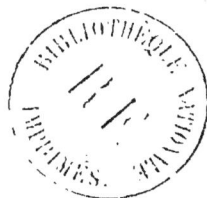

Arras. — Imprimerie Sueur-Charruey, rue des Balances, 10.

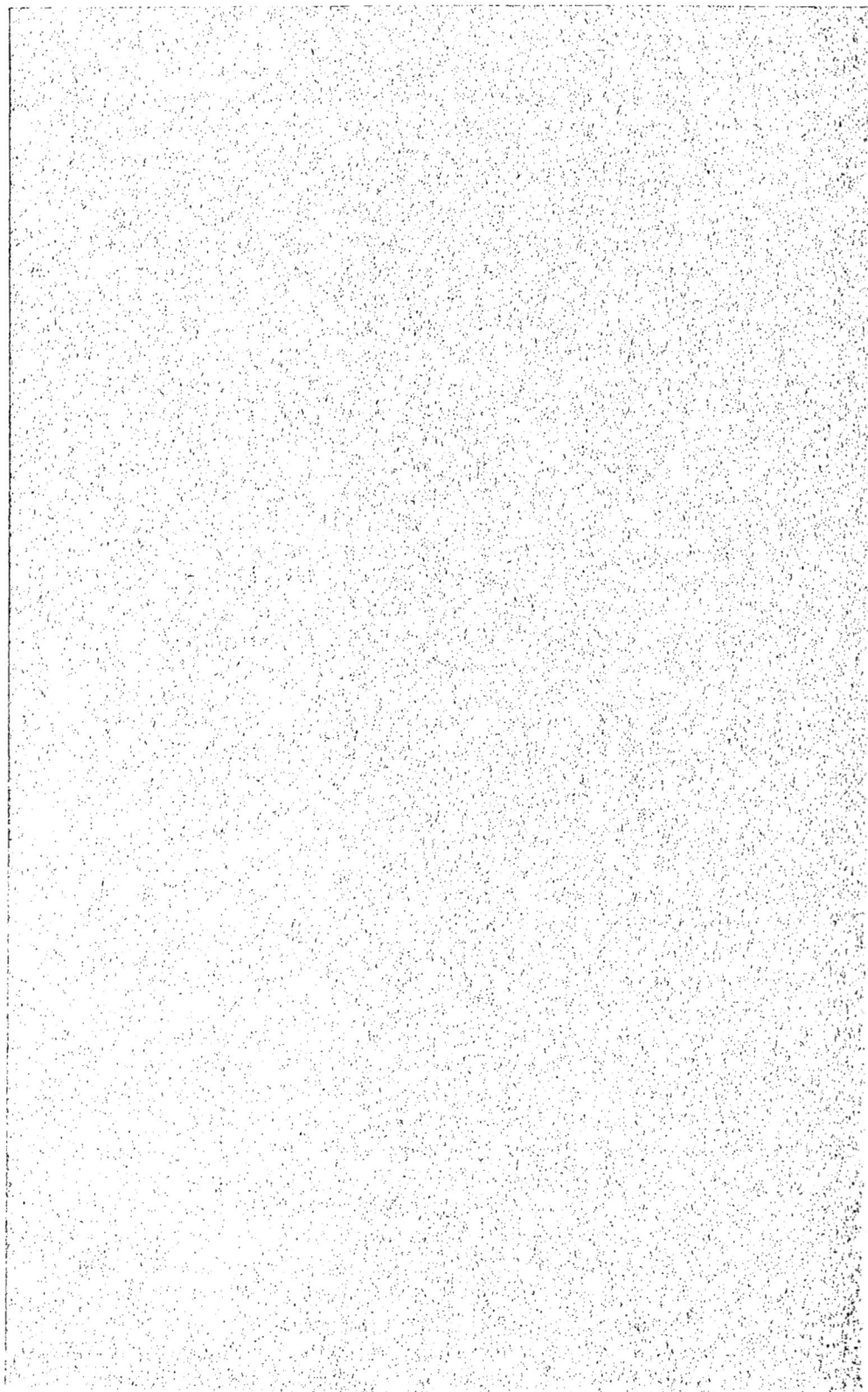

A LA MÊME LIBRAIRIE :

Recherches sur les lois de la circulation pulmonaire, sur la fonction hémodynamique de la respiration et l'asphyxie, suivies d'une étude sur le mal de montagne et de ballon, par le Dr *Léon Germe*, ancien professeur à l'Ecole de Médecine d'Arras. Ouvrage accompagné de 13 planches et précédé d'une préface par M. le professeur *Potain*, membre de l'Institut. Broché. . . 10 fr.

Clinique médicale de la charité. — Leçons et Mémoires, par le professeur *Potain* et ses collaborateurs, contenant : Des *Leçons* recueillies par *Vaquez*, chef de clinique à la faculté de médecine ; *deux mémoires* du professeur *Potain : Des Souffles cardio-pulmonaires et du choc de la pointe du cœur*. — *La Phlébite des Membres*, par M. *Vaquez*. — *Analyse de l'action expérimentale de la Digitaline*, par M. *François Franck*, professeur suppléant au collège de France ; *Rapport du rétrécissement mitral pur*, par J. *Teissier*, interne des hôpitaux. — *Technique des autopsies cliniques*, par M. *Suchard*, chef du laboratoire d'anatomie pathologique. Un fort volume in-8° de 1060 pages, avec nombreuses figures dans le texte. Relié. . . . 30 fr.

Études anatomo-pathologiques : L'Inflammation. par *Maurice Letulle*, professeur agrégé de la Faculté de médecine de Paris, médecin de l'hôpital Saint-Antoine. Un volume in-8° avec 12 planches en chromolithographie . . . . 20 fr.

Leçons sur la Pathologie comparée de l'Inflammation, faites à l'Institut Pasteur en avril et mai 1891, par *Elie Metchnikoff*, chef de service à l'Institut Pasteur. Un volume in-8° avec 65 figures et 3 planches en couleur . . . . 9 fr.

Pus et suppuration, par le Dr *Maurice Letulle*, professeur agrégé, médecin de l'hôpital Saint-Antoine. Un volume petit in-8° de *l'Encyclopédie des Aide-Mémoire*, avec 47 figures . . . . . . 2 fr. 50

Examen et sémeiotique du cœur, par le Dr *Pierre Merklen*, médecin de l'hôpital Saint-Antoine. Un volume petit in-8° de *l'Encyclopédie des Aide-Mémoire* . . . . 2 fr. 50

Traité de Médecine, publié sous la direction de MM. *Charcot*, professeur de clinique des maladies nerveuses à la Faculté de médecine de Paris, membre de l'Institut ; *Bouchard*, professeur de pathologie générale à la Faculté de médecine, membre de l'Institut ; *Brissaud*, professeur agrégé à la Faculté de médecine, médecin de l'hôpital Saint-Antoine ; par MM. *Babinski, Ballet, P. Blocq, Boix, Brault, Chantemesse, Charrin, Chauffard, Courtois-Suffit, Dutil, Gilbert, L. Guinon, G. Guignon, Haillon, Lamy, Le Gendre, Marfan, Marie, Mathieu, Netter, Œttinger, André Petit, Richardière, Roger, Ruault, Souques, Thibierge, Thoinot, Fernand Widal*. Six volumes grand in-8° avec nombreuses figures en noir et en couleurs . 125 fr.

Arras. — Imprimerie SUEUR-CHARRUEY, rue des Balances, 10.

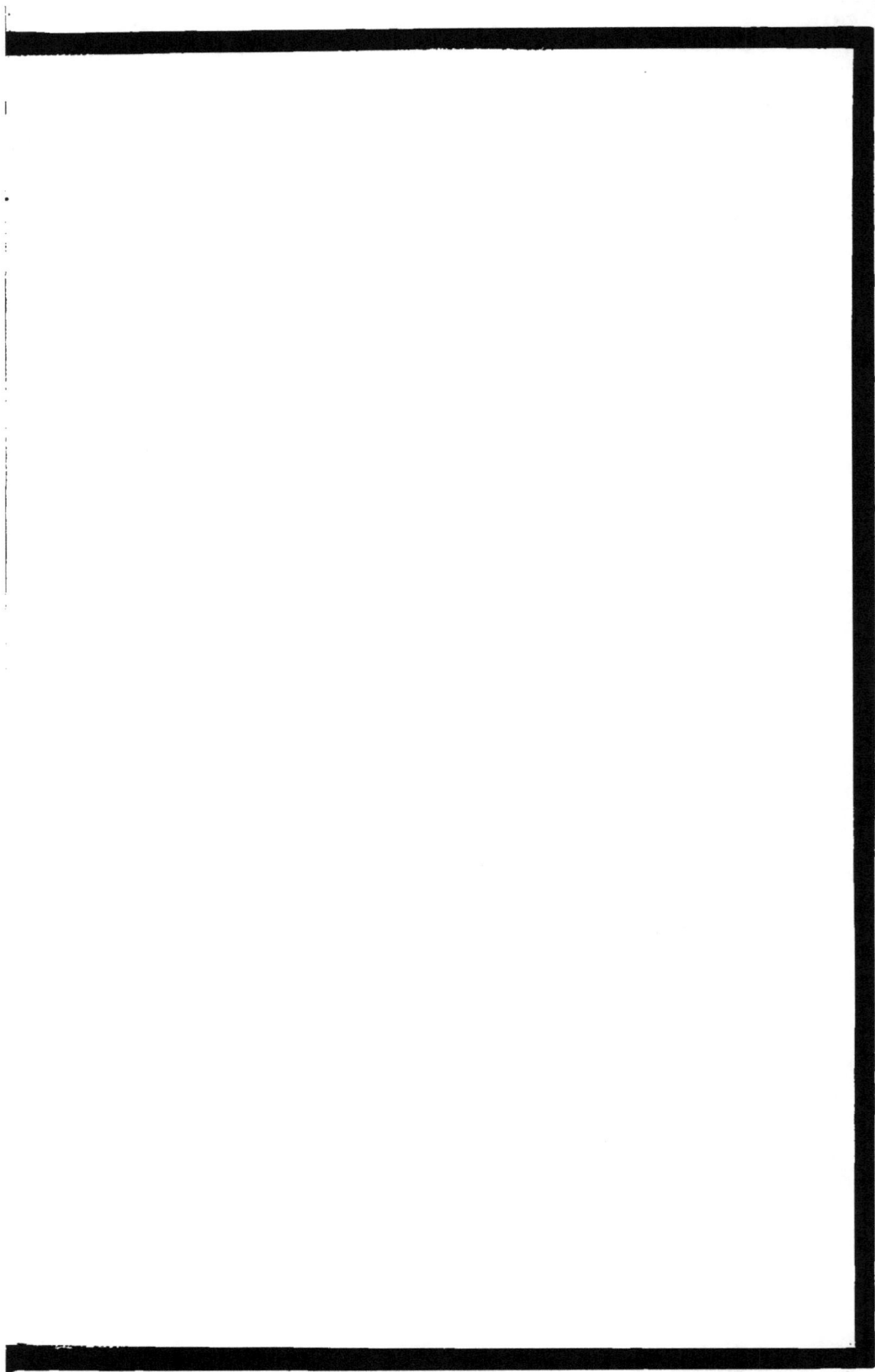